AF346848

DRAGUIGNAN, IMPRIMERIE DE P. GARCIN.

LOI DU 20 MAI 1838

SUR LES

VICES RÉDHIBITOIRES

ET

LA GARANTIE

Dans les ventes et échanges d'Animaux domestiques

PRÉCÉDÉE

D'un exposé des abus qui se commettaient en France avant et après le code civil ; suivie 1. de quelques réflexions sur tous les articles de la loi précitée ; 2. de la description des maladies qui donnent lieu à la rédhibition ; 3. d'un traité des maladies épizootiques et contagieuses qui affectent le plus ordinairement les bestiaux ; 4. de la copie des anciens arrêts, décrets, lois et ordonnances qui régissent les dernières maladies.

OUVRAGE

Nécessaire aux propriétaires, aux fermiers, aux maitres de postes, aux officiers de cavalerie, etc., et très utile à MM. les Maires en cas de maladies épizootiques et contagieuses.

Par M. ARBAUD, de Draguignan.

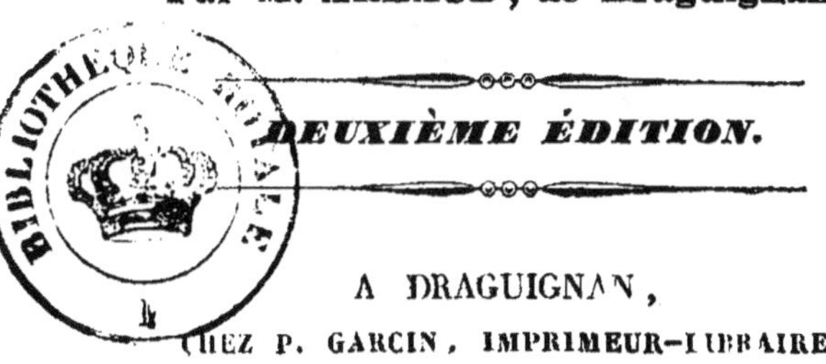

DEUXIÈME ÉDITION.

A DRAGUIGNAN,

CHEZ P. GARCIN, IMPRIMEUR-LIBRAIRE.

1840.

Tout exemplaire non revêtu de la signature ci-dessous, sera saisi et considéré comme contrefait.

Employé à la Préfecture du Var.

A Monsieur Lemarchand de la Faverie, Préfet du Var, Chevalier de la Légion d'Honneur.

MONSIEUR LE PRÉFET ,

Cette faible production vous est offerte comme l'hommage d'un cœur pour qui la reconnaissance est devenue un besoin dès qu'il a su vous apprécier.

Recevez, Monsieur le Préfet, l'assurance de mon profond respect.

ARBAUD.

EXTRAIT

Des Registres des Délibérations du Conseil Général du département du Var.

SESSION ORDINAIRE DE 1839.

Deuxième Section du Budget de 1840.

Le conseil général du Var vote en faveur du sieur ARBAUD, à titre d'encouragement pour la publication de son traité sur les vices rédhibitoires dont il reconnait l'utilité, une somme de deux cents francs.

POUR EXTRAIT CONFORME :

Le Conseiller de Préfecture Secrétaire Général,

ALZIARY DE ROQUEFORT.

INTRODUCTION.

LA LOI du 20 mai 1838 sur les vices rédhibitoires et la durée de la garantie dans les ventes et échanges d'animaux domestiques , a été une véritable amélioration pour l'agriculture et le commerce ; d'un côté, elle doit arrêter les manœuvres frauduleuses de certains marchands , et de l'autre forcer l'éleveur de bestiaux à ne présenter à la vente que des animaux exempts de vices majeurs et capables d'un bon service. Il ne s'agit donc plus aujourd'hui que de la populariser si l'on veut obtenir d'elle tous les bons résultats que le gouvernement en attend.

Mais, pour que cette loi devienne populaire, il est essentiel que quelques développemens en éclairent le texte. Le nom seul de vices rédhibitoires n'est pas encore assez généralement bien compris. Il faut pour la rendre profitable à tous, donner toutes les notions propres à faire connaître les différentes maladies, leurs signes caractéristiques, les causes qui les font naître, les effets qu'elles produisent sur les animaux qui en sont atteints; en un mot, il est nécessaire de faire, en quelque sorte, un cours d'études vétérinaires, afin que chacune de ses dispositions soit accompagnée d'un commentaire qui mette à la portée de tout le monde la matière à laquelle elle s'applique. Car, dans le commerce des animaux domestiques plus que dans tout autre, l'acheteur n'a que des chances défavorables à courir. Souvent l'animal qui paraît dans le meilleur état est affecté de vices et de maladies dont la personne la plus exercée ne saurait reconnaître desuite l'existence; enfin, quelquefois le vendeur les ignore ou est trompé lui-même sur l'état de l'animal; combien donc à plus forte raison peut se tromper quelqu'un qui n'est ni marchaud, ni vétérinaire, et qui achète l'animal pour son service.

Mais, tout ce qui précède, très utile sans doute, n'aurait jamais complétement atteint le but que je me suis proposé, si cette loi et la description des maladies désignées sous le nom de vices rédhibitoires n'étaient encore suivies d'un traité des maladies épizootiques et contagieuses où le propriétaire trouvera les moyens de les prévenir, et d'un relevé des anciens arrêts, décrets, lois et ordonnances qui régissent la matière, qui lui fera connaître d'un seul coup d'œil ses devoirs envers ses concitoyens et les peines qu'il encourt s'il néglige ou refuse de les observer. L'autorité municipale y trouvera également nettement tracées, toutes les obligations que la loi lui impose lorsqu'une maladie épizootique et contagieuse se déclare dans une commune. Tel a été mon projet lorsque j'ai composé cet ouvrage que j'ai cru devoir diviser en deux parties ainsi qu'il suit : la première partie traitera de tout ce qui a rapport aux maladies qui donnent lieu à l'action rédhibitoire ; la deuxième, plus essentielle encore, sera consacrée aux maladies épizootiques et contagieuses.

Je vais vous en donner ci-après l'analyse succinte.

PREMIÈRE PARTIE.

1° Faire connaître quelques-uns des abus qui se commettaient en France au sujet des vices rédhibitoires, avant et après le code civil;

Initier à la connaissance de la loi du 20 mai 1838 sur les vices rédhibitoires et la durée de la garantie, ceux qui n'en auraient jamais fait une étude spéciale;

3° Désigner, sous leurs divers noms, selon les localités, les seize maladies réputées vices rédhibitoires ;

4° Décrire les caractères distinctifs de ces maladies, leurs symptômes et leurs causes occasionnelles ;

5° Tracer à l'acheteur, d'après la nouvelle loi, la marche qu'il a à suivre pour se soustraire à l'inconvénient des vices rédhibitoires.

DEUXIÈME PARTIE.

1° Parler d'une manière générale des effets des maladies épizootiques et contagieuses ;

2° Signaler les dangers de la contagion, et indiquer les moyens de la prévenir ;

3° Vulgariser la connaissance des maladies épizootiques et contagieuses qui affectent le plus ordinairement les animaux domestiques ;

4° Rendre familiers les symptômes de ces maladies, leurs causes occasionnelles et le traitement qu'il convient d'appliquer à chacune d'elles ;

5° Mettre sous les yeux du propriétaire, détenteur ou gardien de bestiaux ou d'animaux soupçonnés ou atteints de maladies épizootiques ou contagieuses, ses devoirs envers ses concitoyens et les peines qu'il encourt s'il refuse ou néglige de les observer ;

6° Expliquer avec détail, les obligations que la loi impose à l'autorité municipale lorsqu'une maladie épizootique et contagieuse se déclare dans une commune;

7° Déterminer les diverses attributions que la loi confère en pareille circonstance, aux médecins et artistes vétérinaires, lorsqu'ils sont requis par l'autorité municipale ;

8° Formuler pour MM. les Maires, les divers actes qu'ils ont à dresser en cas d'existence de maladies épizootiques et contagieuses ;

9° Mentionner quelques dispositions générales concernant les médecins et artistes vétérinaires;

10° Enfin, donner la copie littérale des anciens arrêts, décrets, lois et ordonnances qui régissent la matière et qui ont été maintenus par l'ordonnance royale du 27 janvier 1815.

Voilà en peu de mots les bases de cette faible production. Si le projet était difficile à exécuter, le plaisir de travailler utilement, l'espérance d'obtenir les suffrages des hommes impartiaux qui me liront, ont été un motif assez puissant pour m'engager à surmonter tous les obstacles qui se rencontraient dans l'exécution. Heureux si, par son secours, je puis éclairer suffisamment les propriétaires, les fermiers etc., sur leurs véritables intérêts, en leur offrant la vérité toute simple et sans déguisement, comme elle convient aux champs! Plus heureux encore, si l'autorité municipale daigne agréer mon ouvrage comme une nouvelle preuve de mon dévouement et de mon zèle pour la chose publique.

DE LA GARANTIE

ET DES

VICES RÉDHIBITOIRES

AVANT ET APRÈS LE CODE CIVIL;

PREMIÈRE PARTIE.

Si l'on a attendu si long-temps, en France, une lo
sur les vices rédhibitoires, c'est qu'antérieurement à
la publication du code civil, la garantie applicable au
commerce des animaux domestiques dans toutes les
provinces, était régie par des usages ou coutumes dont
l'origine se perd dans des siècles reculés. La tradition
est même encore le seul signe de leur existence. Il n'y
avait de vice rédhibitoire que celui que l'usage consa-
crait, qui déterminait également la durée du temps
pendant lequel l'action en garantie pouvait être intentée. Aussi, long-temps les vices rédhibitoires furent invariablement ceux que les usages ou les coutumes
avaient fixés pour chaque localité. Seulement et de tems
à autre, pendant le dernier siècle, quelques nouveaux

cas rèdhibitoires furent adoptés par divers parlemens et inscrits dans les coutumes des pays qui étaient de leur ressort. Mais bientôt parut le code civil; ses dispositions furent sans contredit une véritable amélioration. Cependant il ne prescrivait pas une marche uniforme à suivre dans le commerce des animaux. Les articles qu'il contient sur la garantie des défauts cachés de la chose vendue, furent accueillis avec joie et satisfaction par tous les amis de l'agriculture, et plus encore par les médecins vétérinaires qui y voyaient fixés et déterminés par des principes équitables, les caractères que devait réunir un vice quelconque, pour donner lieu à la rédhibition. Etaient réputés vices ou cas rédhibitoires, d'après l'article 1641, tous les défauts cachés antérieurs à la vente, et assez graves pour rendre l'animal impropre au service auquel on le destinait, ou qui diminuaient tellement sa valeur, que l'acheteur ne l'eût jamais acquis s'il les eût connus. Etaient rédhibitoires, aux termes de l'article 1647, ceux qui existant cachés au moment de la vente, occasionnaient la mort de l'animal et étaient reconnus à son ouverture. Quant au temps pendant lequel l'acheteur avait le droit d'intenter l'action rédhibitoire, il cessait d'être le même pour tous les cas ; sa durée qui devait être la plus brève possible, était subordonnée à la nature du vice : et ici le législateur avait fait preuve d'une haute raison ; car il est tels vices que l'acquéreur peut reconnaître le lendemain ou le surlendemain de l'achat, et tels autres qu'il lui est impossible de constater avant quinze, vingt et même trente jours de possession, bien qu'ils existas-

sent déjà au moment de la vente. Et cependant, après
la publication du code civil, les usages et coutumes con-
tinuèrent à régir la garantie applicable au commerce
des animaux. A tort ou à raison, la plupart des tribunaux français prétendirent que, loin d'être abolis les
usages étaient explicitement conservés par l'article
1648, et persistèrent dans leur première jurisprudence.
D'autres, et c'est malheureusement le plus petit nombre, adoptèrent les principes posés par le code civil
pour la détermination des vices rédhibitoires ; mais, et
par des motifs qu'on ne peut concevoir, ils les rejetèrent
quant à la durée de la garantie, qu'ils conservèrent
telle qu'elle avait été fixée par l'usage. En effet, dans
telles contrées de la France, les usages étaient puis-
sans, en dépit de l'équité que les juges mêmes froies-
saient et méconnaissaient ; dans telles autres, l'article
1641 précité, servait de base pour l'appréciation des
vices rédhibitoires, l'usage pour la durée de la garantie dans celles-ci, les moins nombreux il est vrai ;
les principes posés par le code civil étaient la base ex-
clusive de tous les jugemens ; dans celles-là enfin,
après avoir d'abord adopté les usages, puis, et pendant
plusieurs années, l'esprit des articles 1641 et 1648,
on répudiait ces derniers sans raison appréciable, sans
motif avoué, pour remettre en vigueur une jurisprudence qu'on avait depuis long-temps condamnée en l'a-
bandonnant. Et ce qu'il y avait de plus étonnant et de
plus affligeant encore, il y a qelques années seulement,
pendant qu'une section du tribunal de la Seine, déci-
dait que le code civil avait aboli les usages, eu égard *

la nature des vices rédhibitoires , un autre section du
même tribunal prononçait qu'il les avait conservés !

Mais poursuivons notre tâche, en démontrant quelques abus bien graves qui se commettaient en France
et qui était le résultat inévitable de l'absence d'une loi
sur cette matière.

Deux marchands, de pays différents, firent un jour
l'acquisition de deux chevaux immobiles , et achetés à
une foire de Normandie ; au bout de six jours, l'un de
ces marchands vend son cheval à Paris, l'autre le vend
à Reims. Le surlendemain , ou trois jours après leur
marché, l'acheteur de Paris et celui de Reims s'aper-
çoivent que les chevaux qu'ils ont achetés sont atteints
de l'immobilité. Tous deux intentent aussitôt à leur
vendeur recpectif l'action rédhibitoire, et voici ce qu'il
en advint :

Le tribunal de commerce de Reims reconnut que la
demande en garantie était fondée en équité, puisqu'il
résultait du procès-verbal de l'expert que l'immobilité
était une maladie extrêmement grave pour le cheval,
dangereuse pour l'acheteur, antérieure à la vente, et
qui avait pu être cachée par sa nature lors de l'achat ;
mais, considérant en droit que l'immobilité n'était pas
rédhibitoire d'après l'usage de Reims, il déclara n'y
avoir lieu à la rédhibition. L'acheteur de Paris, fut
beaucoup plus heureux, car les juges de cette ville con-
damnèrent le marchand à reprendre son cheval, non
par des motifs d'équité, mais parce que l'immobilité
était un vice rédhibitoire, d'après la coutume de Paris.
Qu'était-ce donc qu'une pareille justice ? et comment

faire comprendre à des acheteurs peu intelligens même, mais qui ont le sens commun, qu'un cheval qui est jugé impropre au service d'un voiturier de Paris, parce qu'il est atteint d'immobilité, doive être, avec le même vice, jugé très propre au service d'un voiturier de Reims,? Où est le fil qui pourra nous tirer de ce labyrinte? Car, où sont ici les influences du climat? Ces deux chevaux étaient nés dans le même pays, ils avaient été élevés dans la même ferme, et n'étaient restés que trois jours, l'un à Paris, l'autre à Reims.

Mais, suivons maintenant pas à pas le marchand qui fut forcé de reprendre, d'après les usages de Paris, le cheval qu'il eût pu vendre avec toute sécurité dans tant d'autres provinces de France. Muni d'une expédition du jugement qui le condamne, et attendu que le délai de sa garantie n'est pas encore expiré, il se rend en toute hâte à Caen, domicile de son vendeur; il lui intente un procès parce que ce dernier lui refuse de reprendre le cheval, il plaide, il perd! ! la coutume de Normandie, lui disent les juges du tribunal de commerce de Caen, n'admet point l'immobilité au nombre des cas ou vices rédhibitoires. Singulière et affligeante position que la sienne! Condamné d'abord par les juges de Paris à reprendre le cheval immobile qu'il a vendu et qu'il avait pourtant acheté dans le même état dans une foire de Normandie; condamné ensuite par les juges de Caen à garder le cheval immobile qu'il a acheté, que fera-t-il de ce cheval? Le fera-t-il abattre, mais il perd alors toute la somme qu'il a donnée pour en faire l'achat? Le vendra-t-il pour ce qu'il est, pour ce qu'il vaut? C'est sans doute ce qu'exigerait l'équité, c'est aussi ce que devrait prescrire la loi; mais, depuis sa double mésaventure, notre marchand s'est enquis des usages, des coutumes : trompé lui-même, il y découvre le moyen d'en tromper un autre. Il part pour la ville d'Orléans, y trouve facilement un acheteur, parce que son cheval est très beau, et quand, au bout de quelques jours, celui-ci vient lui déclarer qu'il s'est aperçu que son cheval a un vice qui l'empêche de lui rendre aucun service, notre marchand convient du fait; mais en même temps il lui montre la coutume de l'Orléanais, et le pauvre acheteur apprend à ses dépens que dans son pays il existe une coutume relative aux cas ou vices rédhibitoires des chevaux, et que parmi ces cas ou vices n'est point comprise l'immobilité.

Voici quelques unes des Fraudes que les usages ou coutumes toléraient s'ils ne les autorisaient pas.

1° Lorsque les éleveurs ou propriétaires de bestiaux avaient un animal qu'ils savaient atteint d'une maladie rédhibitoire dans les coutumes ou usages de la contrée qu'ils habitaient, cet animal *n'avait plus à leurs yeux qu'une valeur d'autant moindre*, que le vice dont il était atteint était plus grave et plus *préjudiciable aux services* qu'il pouvait rendre. C'est ce que savaient fort bien les marchands qui fesaient métier de rechercher ces animaux, les achetaient à très bas prix, et trouvaient ainsi un moyen facile de réaliser de grands bénéfices en allant vendre les chevaux, mulets, etc. dans les pays ou les vices dont ils étaient véritablement atteints n'étaient pas rédhibitoires. Y avait-il *au monde* un commerce plus *indécent* et plus *immoral* : non, car c'est l'exemple vivaut de la plus insigne mauvaise foi.

2° Un individu de mauvaise foi avait besoin d'un cheval pour un voyage de 30 et 35 jours, mais pour un besoin momentané ; il ne voulait pas se charger définitivement d'un animal que, peut-être ensuite, il ne pourrait revendre sans perdre beaucoup sur le prix qu'il aurait coûté; il voulait aussi éviter d'avoir à payer des frais de louage. Que faisait-il ? Il savait qu'un marchand avait chez lui un cheval poussif; il en offrait un bon prix, l'achetait, s'en servait pour son voyage ; et à son retour, après 38 à 39 jours de possesion, il faisait constater que le cheval était atteint de la pousse, et le vendeur était forcé de le reprendre.

A ces imperfections, à ces erreurs, à ces contradictions que je viens de signaler dans la législation des coutumes et usages, j'en pourrais ajouter beacoup d'autres, sans avoir épuisé tous les reproches qu'on est en droit de lui adresser. Mais , ce serait trop insister sur une question déjà jugée, alors surtout que le gouvernement a , le 20 mai 1838, obtenu des chambres une loi spéciale sur cette matière , qui, en déterminant bien clairement les cas ou les vices qui doivent être rédhibitoires dans toute la France, et la durée de garantie qui convient à chacun d'eux, met un terme à ces affligeants et nombreux procès qui naissaient tous les jours du vague des principes ou de la disparité des règles. Cette loi qui est un véritable bienfait pour l'agriculture, les progrès toujours croissants de la médécine vétérinaire l'ont rendue possible aujourd'hui. I ne s'agit donc plus que de la répandre pour en retir les résultats les plus avatageux.

DES

EFFETS DE LA LOI DU 20 MAI 1838

*sur les vices rédhibitoires dans les ventes et échanges
animaux domestiques.*

———

Cette loi a pour objet d'établir une législation plus
explicite sur les vices cachés qui donnent lieu à l'action en garantie de l'acheteur contre le vendeur, et
de fixer les délais dans lesquels cette action peut être
intentée, suivant l'importance et la nature des vices
rédhibitoires.

C'est en ce sens qu'elle modifie, étend et explique
les articles 1625, et 1648 du code civil, dont la
généralité des termes n'était point en rapport avec les
usages locaux, quant à l'existence des vices rédhibitoires et la durée de la garantie à laquelle ils donnent
lieu.

Cette matière laissée à la discrétion du juge, le pla-
çait souvent dans une incertitude préjudiciable aux intérêts du commerce et de l'agriculture.

LOI DU 20 MAI 1838

*Sur les Vices Rédhibitoires, dans les ventes et échanges
d'animaux domestiques.*

LOUIS-PHILIPPE, ROI DES FRANÇAIS.

Nous avons proposé, les chambres ont adopté, nous
avons ordonné et ordonnons ce qui suit :

ART. 1. Sont réputés vices rédhibitoires et donneront
seuls ouverture à l'action résultant de l'article 1641 du
code civil, dans les ventes ou échanges d'animaux domestiques ci-dessous dénommés, sans distinction des
localités où les ventes et échanges auront eu lieu, les
maladies ou défauts ci-après ; savoir :

Pour le cheval, l'âne et le mulet.

La fluxion périodique des yeux. ⎱
L'épilepsie ou le mal caduc. ⎰ 30 jours.

La morve. (9 jours pour toutes les autres maladies).
Le Farcin.
Les maladies anciennes de poitrine, et vieilles cour-
batures.
L'immobilité.
La pousse.
Le Cornage chronique.
Le tic sans usure des dents
Les hernies inguinales intermittentes.
La boiterie intermittente pour cause de vieux mal.

Pour l'espèce bovine.

La phthisie pulmonaire ou pommelière
L'épilepsie on mal caduc.
Les suites de la non delivrance. } après le part
Le renversement du vagin ou de l'utérus. } chez le ven-
deur.

Pour l'espèce ovine.

La clavelée : cette maladie reconnue dans un seul animal entrainera la rédhibition de tout le troupeau,

La rédhibition n'aura lieu que si le troupeau porte la marque du vendeur.

Le sang de rate : cette maladie n'entrainera la rédhibition du troupeau qu'autant que dans la suite de la garantie, sa perte constatée s'élèvera au *quinzième* au moins des animaux achetés.

Dans ce dernier cas, la rédibition n'aura lieu égalemen ent que si le troupeau porte la marque du vendeur.

Aat. 2. L'action en réduction du prix autorisé par l'article 1644 du code civil, ne pourra être exercée dans les ventes et échanges d'animaux énoncés dans l'article premier ci-dessus.

Art. 3. Le délai pour intenter l'action rédhibitoire sera, non compris le jour fixé pour la livraison :

De *trente jours* pour le cas de fluxion périodique des yeux et d'épilepsie ou mal caduc.

De *neuf jours* pour tous les autres cas.

Anr. 4. Si la livraison de l'animal a été effectuée, ou s'il a été conduit dans les délais ci-dessus hors du lieu du domicile du vendeur, les délais seront augmentés d'un jour par *cinq myriamètres* de distance du domicile du vendeur au lieu où l'animal se trouve.

Art. 5. Dans tous les cas, l'acheteur, à peine d'être non recevable, sera tenu de provoquer dans les délais de l'article 5 la nomination d'experts chargés de dresser procès-verbal ; la requête sera présentée au Juge de Paix du lieu où se trouvera l'animal.

Ce juge nommera immédiatement, suivant l'exigence des cas, un ou trois experts qui devront opérer dans le plus bref délai.

Art. 6. La demande sera dispensée du préliminaire de conciliation, et l'affaire sera instruite et jugée comme matière sommaire.

Art. 7. Si pendant la durée des délais fixés par l'article 5, l'animal vient à périr le vendeur ne sera pas tenu de la garantie, à moins que l'acheteur ne prouve que la perte de l'animal provient de l'une des maladies spécifiées dans l'article cité.

Art. 8 Le vendeur sera dispensé de la garantie résultant de la *Morve* et du *farcin*, pour le cheval, l'âne et le mulet ; et de la *clavelée* pour l'espèce *ovine*, s'il prouve que l'animal depuis la livraison a été mis en contact avec des animaux atteints de ces maladies.

Donnons en mandement à nos cours et tribunaux préfets, corps administratifs et tous autres, que les présentes ils gardent et maintiennent, fassent garder, observer et maintenir, et pour les rendre plus notoires à tous, les fassent publier et enregistrer partout où besoin sera ; et, afin que ce soit chose ferme et stable à toujours, nous y avons fait mettre notre sceau.

Fait au palais des Tuileries, le vingtième jour du mois de mai 1838.

signé : LOUIS-PHILIPPE.

Par le Roi :

Le Ministre Secrétaire d'État des Travaux Pubics, de l'Agriculture et du Commerce,

Signé N. MARTIN (du Nord).

Vu et scellé du grand Sceau
Le garde des Sceaux de France , Ministre Secrétaire d'État au département de la Justice et des cultes,

Signé : BARTHE·

Réflexions sur les Articles de la Loi.

Sur l'article 1.

Cette nomenclature doit-elle être limitative et ne doit-elle comprendre que les vices qui donnent le plus souvent ouverture à l'action rédhibitoire, en sorte que les défauts qu'elle n'aurait pas mentionnés ne soient pas moins l'objet de cette action en vertu du principe général de l'article 1640 du code civil?

Les conseils généraux se sont presque tous prononcés pour que l'application du principe de l'article 1641 du code civil fut borné aux seuls vices dénommés dans l'article premier. Ils ont reconnu qu'étendre au-delà de ce principe, ce serait multiplier les procès et en accroître les difficultés; et que ce ne serait point parer aux inconvéniens qui existent. En effet, les experts seraient appelés non seulement pour constater l'existence des vices allégués, mais encore pour décider si les tribunaux devaient les considérer comme rédhibitoires. Les experts feraient ainsi l'office de juges. (Exposé des motifs).

Mais si l'échangiste contre lequel l'action rédhibitoire est intentée n'avait plus en sa possession l'animal par lui reçu en contre échange, le copermutant pourrait ou lui rendre l'animal malade en recevant la valeur qu'il aurait eue, abstraction faite du vice rédhibitoire qui se serait manifesté, ou bien garder l'animal en recevant la différence de la valeur au moment de la rédhibition, avec celle qu'il aurait eue s'il n'avait pas été atteint du vice rédhibitoire. (Discussion aux chambres, moniteur du 27 avril 1838).

Du reste, il faut remarquer que pour composer cette nomenclature, on s'est renfermé dans le principe des articles 1641 et 1642 du code civil ; ainsi on n'y a compris que les défauts cachés que l'acheteur ne peut reconnaître au moment de la vente et qui rendent l'animal impropre à l'usage auquel il est destiné, ou qui diminuent tellement cet usage, que l'acheteur ne l'aurait pas acquis ou n'en aurait donné qu'un moindre prix s'il les avait connus ; ainsi, encore, on n'y a compris que les vices ou défauts réputés rédhibitoires par les anciens usages et par la science vétérinaire, et signalés comme se reproduisant le plus ordinairement dans le commerce des animaux domestiques.

Il va sans dire que la plupart des maladies dénommées dans l'article premier, sont non apparentes et in-

curables, car il existe une foule d'autres maladies ou
défauts communs aux animaux, mais ces défauts ou
maladies manifestent ordinairement leur présence par
des symptômes apparens.

D'un autre côté en augmentant cette liste, déjà
longue, des vices rédhibitoires, on courait risque de
s'écarter des principes du code civil, qui doivent servir invariablement de règle, ce qui eut de nouveau ou-
vert l'arène à la chicane et à la mauvaise foi.

Enfin, il est bon de remarquer en dernier lieu que
l'acquéreur conserve son action en dommages intérêts,
conformément au droit commun, pour tous les autres
vices non réputés rédhibitoires, et qui ne sont pas déterminés par l'article premier de la loi.

Au suplus cette loi ne s'applique qu'aux espéces
d'animaux domestiques quelle énumère.

Sur l'article 2.

L'article 1644 du code civil donne à l'acheteur le
choix ou de rendre la chose et de se faire restituer
le prix, ou de garder la chose et de se faire rendre une
partie du prix. L'option ne sera plus permise.

Sur l'article 3.

Il serait possible que l'acheteur ne prit pas possession réelle de l'animal le jour fixé pour la livraison. Si
le retard vient de lui, il y a présomption légale de la
livraison, et le délai partira du jour fixé, si c'est le vendeur qui est en demeure d'opérer la livraison, le délai
ne courra que du jour de la tradition réelle. (code civil
1138).

Sur l'article 4.

L'article 4 ne serait pas aussi clair que les précédens si l'article 3 ne l'expliquait pas ; Il mérite donc à lui seul quelques réflexions.

En prolongeant le délai pour intenter l'action rédhibitoire dans le cas où l'animal a été livré ou conduit hors du lieu du domicile du vendeur , la loi pour ces cas semble prolonger la durée de la garantie ; Il n'en est cependant pas ainsi : *elle ne fait que prolonger le délai pour intenter l'action au vendeur* ; et la preuve de cela, c'est que , par l'article 5 , l'acheteur est toujours obligé de provoquer dans le délai de *neuf jours* , pour les vices qui ont neuf jours de garantie , dans le délai de *trente jours* , pour les fluxions périodiques des yeux et l'épilepsie , qui seules ont une durée de garantie de *trente jours* , la nomination de l'expert ou des experts chargés de procéder à la visite de l'animal qui a provoqué l'action en rédhibition.

D'après les articles 4 et 5 combinés , l'acheteur est donc tenu de provoquer la nomination d'experts chargés de procéder à la visite de l'animal dans les délais de *neuf et trente jours* ; seulement, il a, pour intenter l'action devant le tribunal compétent , un délai d'un jour de plus par *cinq myriamètres* de distance du domicile du vendeur au lieu où l'animal se trouve.

Il ne faut donc pas confondre le délai pour présenter la requête au juge de paix et le délai pour intenter l'action devant le tribunal compétent , l'un est invariable , l'autre varie quand l'animal a été livré et conduit loin du domicile du vendeur.

Sur l'article 5.

Si l'animal était attaqué d'une maladie contagieuse et qu'il eut été enfoui par ordre et par mesure de police, sans qu'il eut été possible de faire l'expertise, l'action rédhibitoire pourrait être intentée sur le vu du procès-verbal d'enfouissement, ou sur la connaissance de ce fait.

Il résulte encore de l'article 5, que la demande de nomination d'experts doit être présentée au juge de paix du lieu où l'animal se trouve. Si l'acheteur s'adressait à un autre tribunal il risquerait de voir sa cause perdue en cassation.

Les formes de l'Expertise sont tracées par le code de procédure, mais le procès-verbal au lieu d'être déposé au greffe doit être remis à la partie qui l'aura provoqué.

Du reste rien n'est changé au droit commun pour la compétence, (Motifs et discussion à la chambre des Députés).

Sur l'article 6.

ésll rulte de l'article 6 que la nomination d'experts est une mesure préliminaire qui ne soustrait pas l'affaire aux autres tribunaux, mais qui parait avoir été adoptée par le législateur pour que l'état de l'animal soupçonné atteint de vice rédhibitoire pût être constaté dans le délai de la garantie, aux moindres frais possibles.

Enfin il était juste qu'un acheteur qui avait chez lui des animaux attaqués de maladies contagieuses, et qui placerait au milieu de ses animaux un animal acheté

par lui , ne pût revendiquer l'avantage de la garantie ?
il aurait pu s'il en avait été autrement, rendre malade
par sa faute l'animal acheté , et ensuite forcer le vendeur à le reprendre. L'article 8 a ôté tout sujet de contestation à cet égard , comme on le verra ci-après.
Seulement quand le vendeur voudra faire usage de cet
article , ce sera à lui à faire les preuves que l'acheteur
avait mis l'animal acheté en contact avec des animaux
affectés de la maladie contagieuse.

Sur l'article 7.

Cette preuve résulte de l'autopsie. l'application de
cet article présentera des difficultés. Ainsi , si l'acheteur craignant que l'animal ne soit atteint d'un vice rédhibitoire, provoque l'expertise et actionne dans les
délais , les experts ne pourront rien constater, à moins
de tuer l'animal.

Il faudra donc attendre la mort et procéder à une
seconde expertise , mais si la mort arrive long-temps
après le délai de garantie, il arrivera de deux choses
l'une , ou bien l'acheteur se sera trompé, et il suppor-
tera les frais qu'il aura été obligé de faire au hasard
pour conserver sa garantie, ou bien la maladie sera
reconnue, et alors il sera fort difficile de savoir si elle
a été contractée avant ou après la vente. (Discussion
aux chambres).

Sur l'article 8.

Il résulte de cet article que le mélange d'un animal
acheté avec ceux d'un troupeau sain ne sera pas un obstacle à l'action rédhibitoire.

Voici du reste , les motifs qui ont fait adopter comme vices rédhibitoires, certaines maladies comprises dans l'article premier de la loi du 20 mai 1838. Nous les puisons dans le Moniteur même.

La fluxion périodique des yeux est une maladie incurable, qui se termine presque toujours par la perte de la vue.

La morve est une maladie malheureusement trop commune, contagieuse, incurable et qui conduit à la mort. L'autopsie des chevaux morts de la morve présente le plus souvent des lésions antérieures dans la tête et dans les intestins.

L'immobilité. Les symptômes de cette maladie ne se révèlent souvent qu'après un exercice prolongé, ils échappent à l'examen préliminaire. Il en est de même de la pousse.

Le cornage, mais il faut qu'il soit chronique et non accidentel; il en est de même des hernies qui doivent être intermittentes.

Après avoir donné la copie littérale de la loi du 20 mai 1838; l'avoir accompagnée des réflexions dont elle m'a paru susceptible, et enfin après avoir fait connaître les motifs qui ont fait adopter comme vices rédhibitoires, certaines maladies comprises dans l'article premier de la loi; je vais décrire avec le plus d'ordre possible, les caractères, les symptômes les causes occasionnelles de chacune de ces maladies. Quant au traitement, je n'en parlerai point parce que la plupar d'entr'elles sont encore incurables.

DESIGNATION DES MALADIES

RÉPUTÉES

VICES RÉDHIBITOIRES.

FLUXION PÉRIODIQUE DES YEUX OU FLUXION LUNATIQUE.

Cette maladie frappe le cheval, l'âne et le mulet, mais particulièrement les chevaux. Elle se montre par accès qui reviennent à des époques indéterminées.

Symptômes. L'œil du cheval, après avoir été sec, devient larmoyant; il y a rougeur dans la conjonctive; les paupières deviennent enflées; il y a sensibilité et chaleur plus marquée des parties environnant l'œil, qui reste presque constamment fermé. A mesure que les accès se renouvellent, le cristallin (partie lenticulaire et transparente de l'œil) devient terne, blanchâtre, et enfin met obstacle au passage de la lumière. Cette maladie n'attaque souvent qu'un œil, quelque fois les deux ; mais alors elle est toujours plus intense sur l'un que sur l'autre.

Causes occasionnelles. Les causes occasionnelles de cette affection, quoique généralement obscures, sont, d'après les auteurs modernes, attribuées à l'usage continuel des plantes sèches à tiges dures, de graines rondes qui exigent de la part des machoires une pression forte pour les broyer ; à l'usage des vesces, féverolles, pois, fèves, etc., qui disposent les animaux à la pléthore. On admet encore au nombre des causes, les aliments récoltés rouillés et fermentés ; les pâturages aquatiques et marécageux ; l'habitation des lieux bas, humides et submergés ; l'action des émanations pluvieuses et des brouillards, et enfin l'usage des herbes des prairies très grasses.

L'ÉPILEPSIE.

L'épilepsie, mal sacré, mal caduc ou haut mal, est une maladie qui atteint indistinctement tous les animaux ; les symptômes sont à peu près les mêmes chez tous.

Symptômes chez le cheval. L'animal qui en est frappé, est aussitôt tout tremblant et comme étourdi ; il perd l'usage des sens ; des convulsions générales déterminent bientôt sa chûte ; une fois qu'il est à terre, sa crinière est comme hérissée, les yeux sont saillans, fixes, tendus et pivotans dans l'orbite ; il grince des dents, il pousse des cris plaintifs, il écume ; il y a dilatation des naseaux ses membres deviennent roides, et sa respiration qui est très accélérée se fait par saccades ; enfin il y a un battement de flancs très prononcé.

Tous les animaux épileptiques ne tombent pas, il en est qui passent leur accès étant appuyés contre un mur que le hasard leur offre ou soutenus dans les brancards d'une voiture ou d'une charrette. Après un temps plus ou moins prolongé, le calme se rétablit, les sens reviennent à leur premier état ; mais l'animal reste souffrant d'autant plus long-temps que l'accès a été plus long et plus violent.

Symptômes chez le bœuf et les bêtes à laine. L'écume qui sort de la bouche est mêlée de parcelles d'alimens qui devaient être ruminés. Comme dans le cheval, on remarque les convulsions générales, le battement des flancs, le serrement des machoires, etc.

Ces attaques durent trois à quatre minutes ; après, l'animal se relève et mange comme d'habitude.

Causes occasionnelles. Les causes occasionnelles de cette maladie sont déterminées le plus souvent par la présence de vers dans le canal intestinal. On admet encore au nombre des causes, l'hérédité, la frayeur, la colère, les plaies et les contusions sur le haut de la tête, les fractures du crane, les exostoses (tumeur osseuse) survenues à la face interne de cette cavité, et pouvant comprimer le cerveau ; l'inflammation chronique et l'épaississement des méninges (membranes extérieures épaisses et dures qui enveloppent le cerveau). Enfin quelques auteurs pensent que les mauvais fourrages, les maladies de la peau, la disparition subite des éruptions qui caractérisent la gale et le farcin, sont dans le cas de produire l'épilepsie.

LA MORVE.

D'après l'opinion de beaucoup d'auteurs cette maladie est contagieuse. L'animal qui est attaqué de cette affection paraît souvent jouir d'une bonne santé, il peut même quelque fois être en état d'embonpoint.

Symptômes. Les symptômes les plus apparents sont l'engorgement des ganglions lymphatiques sous linguaux (glandes de l'auge vulgairement appelée ganâche) ; le jettage par les deux narines ou par une seule, et dans ce dernier cas, le plus souvent par la gauche, d'une matière jaune—verdâtre grumeleuse, s'attachant aux orifices des narines et l'apparition d'ulcères sur la pituitaire (membrane interne du nez).

Tout cheval qui a les apparences de la santé, qui jette et qui est glandé (surtout d'un seul côté) doit être considéré comme morveux ou suspect de morve.

Dans tous les cas, dit M Bernard, professeur à l'école vétérinaire de Toulouse, l'animal doit être l'objet d'un examen sérieux ; le jettage se suspend ou peut être tari momentanément, les glandes n'existent pas toujours, ou bien on a pu les extirper ; mais l'auge n'est jamais nette, et on y rencontre des cicatrices. Le chancre lui même qui est le caractère le plus certain de la maladie, peut n'être pas apparent, parce qu'il est situé très haut ou qu'il a été cicatrisé. Dans ce dernier

cas, il existe à sa p'ace une trace d'un tissu plus ferme,
plus blanc que le reste de la membrane.

Ces signes sont suffisans pour éveiller l'attention des
propriétaires, mais ces derniers ne doivent jamais se
fier à leurs propres lumières, car il y a des cas qui sont
embarrassants pour les vétérinaires, même les plus
exercés et les plus instruits.

Causes occasionnelles. Le froid et l'humidité réunis
paraissent pouvoir prédisposer les animaux solipèdes
à contracter cette maladie. Les chevaux élevés et nourris
dans les endroits bas, ombragés, situés sur des rivières
et sur des prairies marécageuses, froides et humides
sont les plus exposés à la morve. On admet encore au
nombre des causes, les alimens altérés ou avariés, les
grandes fatigues, les vicissitudes atmosphériques, les
écuries obscures, basses, humides, traversées par des
courans d'air chargés d'émanations de matières végé-
tales décomposées, ou de matières animales accumulées
près des portes et des fenêtres de leurs logements dont
l'air n'est pas suffisamment renouvelé, et qui sont
situés près des rivières ou des remparts.

Si l'animal est définitivement déclaré morveux, il
doit être aussitôt abattu, parce que la morve est re-
gardée jusqu'à ce jour comme une maladie tout-à-fait
incurable.

La morve est aiguë ou chronique; dans ce dernier
cas elle n'est pas contagieuse d'après l'opinion de bien
des auteurs,

LE FARCIN.

Le farcin attaque les chevaux, les mulets et les ânes. Cette maladie consiste dans le développement de cordons, de tumeurs ou de boutons qui se montrent le plus souvent sur le trajet des vaisseaux lymphatiques et qui sont occasionnés sans doute par un état maladif de ces vaisseaux.

Symptômes. Les signes caratéristiques de cette maladie sont ou des pustules abcédées, ou des boutons tantôt rares, tantôt abondans, tantôt dispersés, tantôt réunis par masse, ou placés en cordons, en chapelets à la suite l'un de l'autre. Ces boutons restent un temps plus ou moins long dans cet état, disparaissant quelfois pour se montrer de nouveau ; enfin ils viennent en suppuration et forment des ulcères profonds et à bords presque toujours durs et épais.

Causes occasionnelles. Les causes de cette affection sont : le séjour des animaux dans des écuries basses, humides, malpropres, froides, et où l'eau ruisselle le long des murailles ; on les attribue aussi à l'usage des fourrages secs, vasés, poudreux et mal recoltés ; aux eaux de mauvaise qualité ; aux travaux forcés dans les lieux humides principalement ; aux transpirations arrêtées surtout après des pluies froides, et enfin à l'absorption du pus par les vaisseaux lymphatiques.

MALADIES ANCIENNES DE POITRINE ET VIEILLES COURBATURES.

Par ces expressions l'on désigne tantôt la lassitude qui précède ou accompagne les maladies aigües, tantôt ce malaise ou état de demi santé des animaux qui sont toujours la suite des maladies chroniques.

Les maladies de la plèvre et du poumon appelées maladies de poitrine, soit récentes, soit anciennes donnent lieu le plus ordinairement à discussion. Quand ces maladies sont récentes ou aigües, l'animal a de la fièvre, de la tristesse ; mais si elles sont chroniques, il a presque les apparences de la santé et l'acheteur peut y être trompé ; mais bientôt il s'apperçoit que l'animal tousse ou respire difficilement, qu'il sue et se fatigue au moindre exercice, en un mot, qu'il est d'un mauvais service.

L'IMMOBILITÉ.

Cette maladie est une névrose (affection du système nerveux) du mouvement, caractérisée par une raideur générale.

L'immobilité est au moins le signe d'une maladie extrêmement grave qui abrége beaucoup la vie de l'animal, et qui rend celui qui en est atteint de peu de valeur.

Symptômes. L'animal qui en est atteint est sourd , inattentif à la voix du conducteur, comme absorbé par une sensation interne; il a un *facies* tout *particulier*; il change de position avec beaucoup de difficulté , et la raideur générale de ses membres l'empêche de reculer lorsqu'on veut l'y forcer; il ne peut décroiser les ex-trémités extérieures soit qu'elles aient été croisées spontanément, soit qu'elles l'aient été artificiellement ; s'il mange , il parait se jeter avec voracité sur le foin ; il le prend, le mâche , reste quelques instans sans le mâcher et recommence ensuite cette action ; sa tête est ou basse ou élevée, presque sans mouvement ; ses yeux sont fixes, la vision peu certaine , les oreilles droites et souvent immobiles. Dans l'état de tranquillité , les lèvres sont pincées l'une contre l'autre , les machoires ont peu de jeu , les naseaux sont spasmodiquement re. troussés , la paupière supérieure est relevée d'une manière contrainte, l'œil est fixe et la conjonctive est rougeâtre.

Dans l'exercice , son corps est roide et comme d'une seule pièce. Il suffit de quelques-uns de ces symptômes pour éveiller aussitôt les soupçons du propriétaire. L'animal doit être examiné dans toutes ces conditions , 1° au repos , à l'écurie ; 2° dans l'action de manger ; 3° dans l'exercice qu'il faut quelque fois porter jusqu'à la fatigue.

La nature , comme les causes de l'immobilité , sont encore tout-à-fait inconnues.

LA POUSSE.

Cette maladie attaque plus particulièrement les che-vaux. Elle consiste dans un dérangement morbide ca-ractérisé par un trouble dans les fonctions respiratoi-res et par un ensemble de symptômes appartenant à plusieurs affections différentes.

Symptômes. Le moment le plus favorable pour pro-céder à l'examen d'un animal que l'on croit poussif, c'est le matin, lorsque le cheval (ou mulet) est à jeun ou repose ; l'œil de l'examinateur suit mieux alors les mouvements des côtes, et voit lorsque ses courbes os-seuses sont parvenues à leur degré le plus élevé, si leur déclinaison s'effectue d'une manière uniforme ou s'il y a un léger contre temps, un faible soubresaut ; l'animal vraiment atteint de la pousse a la respiration un peu haute, les espaces intercostaux sont sensibles à la pression, les ailes du nez sont contractées et plis-sées, les muscles inspiratoires se contractent avec une certaine violence dans l'instant où l'expiration com-mence ; l'expiration est partagée en deux mouvements séparés par le temps d'arrêt, désigné sous les noms de contre temps, soubresaut ou coup de fouet. Quelque-fois l'animal a une toux rauque, profonde et quinteu-se, sans rappel (expression des vendeurs de chevaux) c'est-à-dire après laquelle l'animal ne s'ébroue pas (espèce d'éternuement) quand cette toux a été provo-quée par la compression de la gorge.

Causes occasionelles. Les causes des cette affection, sont : les exercices violents et soutenus, auxquels on soumet les chevaux de course, de selle, de cabriolet, de poste, de diligence, de cavalerie, etc. les grands efforts que l'on obtient des chevaux pour tirer de lourds fardeaux ou de voitures trop chargées ; on admet encore au nombre des causes déterminantes de la pousse, l'usage du foin donné exclusivement à toute autre nourriture et en trop grande quantité aux chevaux, etc., et surtout lorsqu'on les fait courir, tirer ou porter peu de temps après avoir mangé.

Lorsque le soubresaut n'est pas bien apparent, on peut le rendre plus sensible en fesant courir le cheval, pendant quelques instans, l'arrêtant ensuite brusquement, lui fesant manger de l'avoine et l'examinant pendant son repas.

LE CORNAGE.

Le cornage ou sifflage consiste dans un bruit plus ou moins fort, étranger à l'acte ordinaire de la respiration et que l'air produit en passant par les conduits aériens. Cette maladie attaque le plus souvent les chevaux.

Symptômes. L'animal atteint de cornage qui gravit une montée, tire ou porte de lourds fardeaux, fait entendre en respirant un bruit fort, retentissant et semblable à celui que l'on produit eu soufflant dans une corne, au repos il a l'attitude aisée et une apparence de santé ; le hennissement faible et enroué ; l'appètit ordinaire ; une toux sèche et sonore quand on comprime la gorge ; l'exercice au pas se fait avec aisance, gaîté et vigueur. Le grand trot donne lieu, au bout de quelques minutes, au développement d'un sifflement aigü, et d'une gêne extrème dans l'acte de la respiration. Pour rendre le cornage apparent, il faut quelquefois exercer l'animal jusqu'à la fatigue, mais il faut prendre garde qu'aucune partie du harnais, la bride ou le collier, ne gêne la respiration; car en comprimant la trachée ou en tenant les rênes trop courtes, on peut faire corner le cheval le mieux conformé.

Causes occasionnelles. Les causes du cornage sont, d'après M. Delafond, l'usage de la gesse chiche (vulgairement Jarosse, gissette, garoutte, petite gisse, petit pois carré).

TIC SANS USURE DES DENTS.

On appèle Tic, toute habitude particulière à un animal, et qu'il a contractée soit par imitation, soit, ce qui est le plus ordinaire, par une cause tout à fait inconnue.

Symptômes. Le tic sur l'auge, sur la longe, sur le timon de la voiture, sur l'avoine, qui est accompagné de bruit guttural ou rot, pour cela qu'il déprécie l'animal, et qu'il ne peut pas toujours être apperçu au moment de la vente, est dans les vices rèdhibitoires toutes les fois qu'il n'est pas visible à l'usure des dents.

HERNIES INGUINALES INTERMITTENTES

Cette maladie attaque rarement les ânes, quelquefois les chevaux, mais plus souvent les mulets.

Elle disparait pendant le repos, et ne parait qu'après un travail fatigant.

Symptômes. Ces symptômes consistent dans la sortie par le canal inguinal d'une portion des intestins plus ou moins considérable, qui descend dans la gaine du testicule. Pour s'assurer si l'animal est atteint de ce vice, il faut examiner avec le plus grand soin possible l'état des gaines testiculaires et des cordons. Pour cela on explore chacune de ces gaines, en procédant de bas en haut dans la direction du cordon, que l'on manie dans toute sa longueur jusqu'à l'anneau inguinal. Quand la hernie ingninale est récente, la tumeur qui se montre entre les cuisses est chaude, douloureuse ; la marche de l'animal est gênée, il souffre.

Causes occasionnelles. Les causes de cette affection consistent généralement en efforts, soit pour sauter un fossé ou franchir une haie, soit pour démarrer une voiture chargée, etc.

DE LA BOITERIE INTERMITTENTE POUR CAUSE DE VIEUX MAL.

L'action de boiter n'est pas une maladie proprement dite ; c'est seulement un indice que l'animal est attaqué d'une maladie dont la nature et le siège sont inconnus.

Symtômes. Le membre malade de l'animal atteint de boiterie fait, en marchant, son lever plus vite, son soutien le plus long, son poser le plus tardif, et son appui le plus court qu'il est possible. Si la douleur est très vive à un membre antérieur, l'animal tient le pied levé, renvoie la charge sur les membres postérieurs, il s'enlève et saute du pied antérieur. Lorsque la douleur existe à un membre de derrière, la tête s'abaisse à l'instant où ce membre fait son appui. Enfin, le principal caractère des vieilles boiteries est leur intermittence. L'animal soupçonné de cette maladie doit être examiné au trot à la main, la tête libre et non soutenue. Car il est des animaux qui boitent en trottant seuls ou à la main et qui ne boitent plus étant attelés ou montés et par conséquent soutenus alors par le cavalier ou le conducteur.

Causes occasionnelles. Les boiteries pour cause de vieux mal sont généralement occasionnées par des rétrécissements de sabot, des altérations, suite de fourbure, des tumeurs osseuses ou molles dans le voisinage des tendons ou des jointures, des efforts chroniques, des entorses et des fractures mal guéries, des douleurs rhumatismales, etc.

Pour reconnaître de suite, si la boiterie a son siége dans le pied, ou à une autre région du membre, il faut faire marcher sur un fumier épais l'animal boiteux ; la claudication diminue ou disparait totalement si elle provient d'une altération du pied, elle persiste ou elle augmente si elle est occasionnée par une tout autre cause.

Avant de terminer cet article, je crois utile de faire connaître ici quelques unes des fraudes dont on se sert pour tromper l'acheteur.

1° Un marchand veut-il cacher une boiterie de vieux mal, il fait une petite blessure au sabot, afin de pouvoir dire que la boiterie provient de cette petite blessure ;

2° Il fait placer aux pieds de l'animal atteint de cette affection des fers mal ajustés et fixés par des mauvais clous, afin de pouvoir rejeter la boiterie sur la mauvaise ferrure ; ce qui serait un defaut trop peu grave pour donner lieu à la rédhibition. Par précaution il ne faut prendre l'animal que parfaitement guéri.

PHTISIE PULMONAIRE ou POMMELIÈRE.

C'est une sorte de *Pneumonie* chronique qui règne quelquefois épizootiquement sur les vâches. Cette maladie est désignée dans le midi de la France sous le nom vague de Toux.

Symptômes. L'animal frappé de cette maladie a le poil hérissé et la peau sèche et collée aux côtes plus que sur les autres parties du corps ; une toux faible, rauque, analogue à un râlement trainé, pénible et rarement suivie d'expectoration ou flux par les naseaux. Ce qui trompe le plus l'acheteur dans cette maladie, c'est que les bêtes attaquées de cette affection paraissent saines, et toutes les fonctions semblent s'exécuter chez elles, comme dans l'état normal c'est-à-dire en pleine santé.

Le caractère de la toux, joint à l'oppression et à la fatigue après un léger travail, annonce une maladie chronique de la poitrine.

Il est bon à ce sujet que l'acheteur fasse de cette maladie l'objet d'une garantie conventionnelle avec son vendeur qui fixerait un délai de quinze jours pour le cas de mort, et la confirmation de la maladie par l'ouverture. (voir dans le chapitre des formules les modèles des diverses garanties conventionnelles).

DES SUITES DE LA NON DÉLIVRANCE APRÈS LE PART CHEZ LE VENDEUR.

Avant de parler des suites de la non délivrance, il convient d'expliquer ce que c'est que le délivre.

Le délivre est composé des membranes qui enveloppent l'agneau dans le ventre de la mère ; elles tombent quelques temps après que l'agneau est né. Si le délivre ne sort pas lui-même, il faut tâcher de le tirer doucement.

4

Quelquefois la nature n'est pas assez puissânte pour expulser les membranes qui enveloppaient le petit dans le sein de la mère (sortie du délivre, ou arrièrefaix) ; dans ce cas, elles se putrifient et donnent lieu à des accidens plus ou moins graves.

Symptômes. Tristesse, dégoût, soif ardente, constipation, accélération des mouvemens des flancs, membranes rouges, douleurs de la région abdominale, écoulement d'un liquide plus ou moins coloré par le vagin etc.

Causes occasionnelles. Les causes les plus ordinaires de cet accident sont la faiblesse de la mère.

Traitement. Il faut expulser les membranes par les toniques sur l'estomac ; si ce moyen ne suffit pas, on introduira le bras dans la cavité et l'on en retirera l'arrièrefaix avec beaucoup de précaution ; ensuite on fera des injections émollientes dans la matrice. L'opération qui consiste à extraire ce corps devenu étranger se fait presque toujours sans danger.

RENVERSEMENT DU VAGIN.

Les vâches éprouvent le plus souvent cet accident ; ce renversement peut-être complet ou incomplet.

Les causes les plus ordinaires de cet accident sont des obstacles graves à la parturition.

Symptômes. L'apparition du vagin au dehors de la vulve sous la forme d'une tumeur rougeâtre, lisse et humide, sont les symptômes certains que le renversement où chûte du vagin est complet. Dans le second cas, on n'apperçoit rien au dehors, seulement en écartant les lèvres de la vulve, on découvre une tumeur rapprochée de l'ouverture ; cette tumeur est mobile, on peut la repousser et même la faire totalement disparaître en la portant en arrière.

Traitement. Il consiste en des lotions répétées avec une décoction de mauve. L'application d'un bandage sur la partie pour la garantir de l'action irritante de l'air et des corps étrangers ; si ces moyens sont insuffisans on fera quelques mouchetures avec une lancette pour dégorger la partie. Enfin on applique un pessaire. Le plus convenable, jusqu'à ce jour, est celui de M. Leblanc vétérinaire à Paris.

Pour détacher le placenta, dit M. Bernard, on a vanté, dans la médecine humaine, les injections d'eau froide par le cordon ombilical, ce moyen pourrait être essayé dans la médecine vétérinaire.

RENVERSEMENT DE L'UTÉRUS OU MATRICE.

Cet accident qui est commun chez les vâches, rare chez les autres femelles domestiques, est beaucoup plus grave que le renversement du vagin.

La matrice apparaissant au dehors par une cause quelconque, on doit se hâter de faire appeler un médecin vétérinaire pour la replacer, et la maintenir dans la cavité au moyen d'un pessaire convenablement fixé.

LA CLAVELÉE.

La clavelée développée est une phlegmasie cutanée, une maladie éruptive, épizootique inflammatoire, et contagieuse.

. Les bêtes à laine sont seules atteintes de cette maladie, et l'on pense généralement qu'elle ne peut pas se transmettre à des animaux d'autres espèces. Il est peu de maladies qui aient reçu autant de noms : on l'appèle communément clavelée, claviau, clavelin, clavelle, clavilière, glaviau, glavelle, clavade, glavelade, glaveance, la glave, elousiau, cloubiau, claveau, la clacavelle, et enfin le cas. On a tiré d'autres noms encore de la ressemblance qu'a la clavelée avec la variole, tels sont ceux de vérole, variole, verolin, verrette, variolin, picotte, rougeole, picotin. On la nomme aussi mal rouge, boussade, marogne, rache, bourgeonné, bourgeon, pustule, pustulade, chapelet, chasse, casse-coste, cate, caraque, gamise, gramadure, liar, la bête, et la peste. Ce dernier nom exprime la frayeur qu'inspire cette maladie.

Symptômes. Les symptômes précurseurs sont : la tristesse, l'abattement, la lenteur de la marche, la tête et les oreilles basses, les yeux mornes, les membres postérieurs rapprochés des antérieurs, la soif, la cessation de la rumination, la perte de l'appétit et la fièvre. Lorsque la maladie est parvenue à un certain degré, les symptômes consistent en une éruption de boutons auxquels on a cru trouver de la ressemblance avec une tête de clou. Ces boutons commencent par de petites tâches d'un rouge violacé, qui s'élèvent et grossissent. Leur bord est bien marqué, bien distinct et leur centre est aplati; leur grosseur varie depuis celle d'un grain d'orge jusqu'à celle d'une pièce de vingt sous; leur forme est quelquefois irrégulière, le plus souvent arrondie, cônique ou déprimée. L'éruption et le développement des boutons durent *cinq ou six jours*, alors commence la suppuration. Lorsque l'éruption est peu considérable, la chaleur de la peau et la fièvre disparaissent dès que les boutons se développent. En général le danger de la maladie se mesure sur la gravité des symptômes qui l'accompagnent. Les plaintes continuelles, et le battement de flancs pendant ou après l'éruption des boutons, annoncent presque toujours une mort certaine. Au contraire, l'issue de la clavelée est toujours heureuse, lorsque l'appétit se soutient, que les boutons se développent franchement, restent bien distincts, fournissent un bon c'aveau pendant la marche de la maladie, et parcourent leurs différentes phases d'une manière régulière, et sans qu'il survienne un écoulement de mauvaise nature par le nez, ou un gonflement de la tête, ou tout autre accident fâcheux. Le siège ordinaire de cette affection est sur les parties dénuées de laine, telles que l'intérieur des cuisses et des épaules, le bas du ventre, le dessous de la queue, le nez et les mamelles. D'autres parties, et quelquefois même l'universalité de l'organe de la peau, peuvent aussi en être attaquées.

Causes occasionnelles. Une foule d'auteurs croient à la spontanéité de la clavelée. Ramazzini l'attribue à la rouille des plantes : Hastfer à une surabondance d'humeurs qui se portent à la peau; Carlier, à la malpropreté des bergeries, aux mauvaises nourritures, et à l'ennui qu'éprouvent les moutons dépaysés; Barbazet, à l'effet des variations atmosphériques, et des mauvaises exhalaisons; enfin, Bourgelat prétend qu'aucune bête à laine n'atteint le terme de sa carrière, sans avoir eu la clavelée.

LE SANG DE RATE.

Cette terrible maladie encore peu connue attaque plus particulièrement les bêtes à laine, quelquefois les bêtes à corne. La rapidité avec laquelle elle parcourt ses périodes ne donne presque jamais le temps de la traiter. L'animal qui en est atteint tombe comme frappé par la foudre.

Symptômes. L'animal cesse tout-à-coup de manger, a la tête basse, chancelle, trébuche, bat des flancs d'une manière extraordinaire. Il se campe souvent pour uriner; il a la pupille très dilatée, les membranes rouges, il tombe, se relève, retombe et meurt dans des convulsions en rendant un sang noir et épais par la bouche et par les narines. Les plus vigoureux périssent au milieu des convulsions, les plus faibles languissent pendant quelques jours.

Causes occasionnelles. Les causes de cette affection

sont particulièrement déterminées par une nourriture trop substantielle, par la sècheresse et la chaleur de l'atmosphère, par des mauvaises eaux croupies etc.

Tout traitement jusqu'à ce jour a été infructueux.

Quoique les progrès de la science vétérinaire aient été assez rapides et qu'en quelques années il soit sorti des écoles des sujets en état de suivre les affections maladives des animaux, on voit par le tableau que je viens de faire des maladies réputées vices rédhibitoires, que la plupart d'entre elles sont encore peu connues.

En terminant les maladies qui donnent lieu à la rédhibition, je crois utile de donner ici un tableau des vices ou cas qui étaient rédhibitoires en france avant la loi du 20 mai 1838.

Pour le cheval, l'âne et le mulet.

La morve, le farcin, l'immobilité, l'habitude vicieuse de mordre et de frapper l'homme, le tic non appercevable à l'usure des dents, la mauvaise denture, qui empêche l'animal de broyer ses alimens, le cornage ou sifflage, l'amaurose, la pousse, les boiteries intermittentes, dites de vieux mal, la fluxion périodique des yeux, l'épilepsie.

Pour l'espèce bovine.

Les boiteries intermittentes, dites de vieux mal, lorsque l'animal a été vendu comme bête de travail, les suites fâcheuses du part, la phtisie pulmonaire ou pommelière, l'épilepsie, l'habitude de se téter et de se lécher.

Pour l'espèce ovine.

La gale, la pourriture, le tournis, le claveau, la maladie du sang, le piétin.

Pour le porc.

La ladrerie, l'épilepsie.

La rage était rédhibitoire dans toutes les espèces.

Traçons maintenant à l'acheteur la marche qu'il a à suivre dans le cas d'existence de vices rédhibitoires.

Comme on le voit par le tableau ci-dessus le nombre des maladies qui donnaient lieu à la rédhibition était plus considérable avant la loi du 20 mai 1838. On trouve cependant, dans la nouvelle loi une maladie qui nulle part avait été considérée comme rédhibitoire. Cette maladie est la hernie inguinale qui, comme je l'ai déjà dit plus haut, disparait pendant le repos, pour ne reparaître qu'après un travail fatigant, et qui, en raison de son intermittence, a dû être rangée parmi les vices rédhibitoires. (Voir les motifs du projet de loi).

MANIÈRE DE PROCÉDER

EN CAS D'EXISTENCE

DE VICES RÉDHIBITOIRES.

La marche que je vais tracer à l'acheteur, dans le cas d'existence de vices rédhibitoires, m'a paru d'autant plus utile que j'ai eu moi-même l'occasion de remarquer plusieurs fois, que des fermiers avaient perdu par le fait seul d'un mauvais marché , le fruit de vingt années de pénibles travaux, parce qu'ils ignoraient 1° les maladies désignées par la loi sous le nom de vices rédhibitoires; 2° la durée de la garantie; 3° enfin, parce qu'ils s'effrayaient le plus souvent des formalités qu'il fallait remplir pour obtenir du vendeur de mauvaise foi ou trompé lui-même, la rédhibition de l'objet vendu.

L'acheteur qui soupçonne un vice rédhibitoire dans l'animal qu'il vient d'acheter, doit faire visiter son animal par un homme de l'art, et, si le vice rédhibitoire est reconnu il doit se rendre, sans délai, chez le vendeur pour s'arranger à l'amiable, s'il est possible, ou pour convenir de s'en rapporter à un expert vétérinaire qui serait choisi par eux ; c'est la voix la plus

courte à suivre pour terminer une contestation toujours
pénible et désagréable, et éviter ainsi des frais oné-
reux qui ne profitent ni à l'une ni à l'autre partie,

Si les parties expriment à l'expert vétérinaire qu'elles
auront choisi, l'intention bien arrêtée de s'en tenir à
lui comme arbitre définitif, celui-ci doit leur faire rédiger sur le champ sur papier timbré, un acte ou compromis qui doit être fait à peine de nullité en autant
d'originaux qu'il y a de parties, et contenir la mention du nombre de ceux qui en ont été faits. Cet acte
ou compromis sera ainsi conçu :

Nous soussignés (noms, prénoms, professions et
demeures des parties) sommes convenus de soumettre
à l'arbitrage de M. (nom, prénoms et domicile) vétérinaire domicilié à . . . le différend qui s'est
élevé entre nous à raison du marché d'un mulet (ou
cheval etc.), intervenu le 28 septembre 1838, à la
foire (ou marché) de . . . . département d. . . .
En conséquence donnons au dit M. . . . . .,
expert vétérinaire, plein pouvoir pour, après examen
des vices dudit Mulet (ou cheval etc.), statuer en dernier ressort, renonçant à tout appel et recours en cassation, de décider même comme amiable compositeur,
et dispenser de toutes formalités de justice.

La décision à intervenir devra l'être dans le délai
d'un jour (de 2, de etc selon l'intention des parties).

Fait à . . ., le 3 octobre 1838.

J'approuve l'écriture et le contenu ci-dessus.

(*Signature des Parties*).

S'il y a deux arbitres, le compromis doit prévoir le
cas où il pourrait y avoir divergence dans les opinions.

Devant le Tribunal de Paix.

Les parties ne veulent pas toujours s'en tenir au médecin vétérinaire ; elles préfèrent le plus souvent s'en rapporter à la décision amiable d'un juge de paix, ainsi qu'ils le peuvent aux termes de l'article 7 du code de procédure civile. C'est un des meilleurs moyens pour terminer aussitôt ces espèces de contestations.

Si les parties ne s'accordent pas sur la nomination d'un arbitre, ou ne soumettent pas leur contestation à la décision de M. le juge de paix, une assignation doit être immédiatement donnée au vendeur,

Cette citation doit être précédée d'un rapport d'expert pour constater l'état de l'animal. Ainsi donc, l'acheteur doit de suite présenter à M. le juge de paix une requête ainsi conçue :

A Monsieur le Juge de Paix du canton d . . . .
arrondissement d . . . département d ., . :

Monsieur le Juge de Paix,

Le sieur (nom, prénoms, profession et demeure de l'acheteur) a l'honneur de vous exposer que le 28 septembre 1838 à la foire de (ou marché de) il a acheté du sieur (nom, prénoms, profession et lieu du domicile du vendeur) un mulet (ou cheval etc.), sous poil gris, ayant trois tâches blanches sur le dos, de l'âge de six ans, et de la taille d'un mètre cinquante centimètres, moyennant le prix de cent cinquante francs

payés complant ; ce mulet (ou cheval etc.), parait atteint d'un vice rédhibitoire.

L'exposant voulant faire constater ce vice, recourt
à votre autorité aux fins qu'il vous plaise, Monsieur le
Juge de Paix, nommer un expert vétérinaire, à l'effet
de procéder à la visite et à l'examen dudit mulet (ou
cheval etc.), constater son état et notamment le vice
rédhibitoire dont l'animal peut être atteint, et de toutes
lesquelles opérations il sera dressé procès verbal, sur
le vû duquel il sera ultérieurement statué ce que de
droit, et sera justice.

Présenté la présente requête le 5 octobre 1838.

(Signature de l'acheteur.)

Au bas de cette requête M. le juge de Paix du canton d . . . . . doit rendre l'ordonnance ci-après :

Vû la requête ci-dessus, et l'article 5 de la loi du 20
mai 1838, sans préjudicier aux droits des parties,
nommons le sieur . . . . . . expert vétérinaire,
domicilié à . . . . . aux fins de la dite requête.

Fait à . . . . . . ce 5 octobre 1838.

(Signature du Juge de Paix).

Si le marché du mulet (ou cheval etc.), a été conclu
entre marchands de chevaux ou de bestiaux etc., Ces
contestations sont exclusivement de la compétence des
tribunaux de commerce ; et c'est devant ces tribunaux
que la demande en résiliation doit être portée.

Si, par contraire, le marché n'est point un acte de
commerce, s'il est intervenu entre personnes non com-
merçantes et par conséquent non justiciables des tri-

bunaux de commerce, l'action doit être portée, soit devant le juge de paix jusqu'à concurrence de la somme de 100 francs sans appel, et de 200 francs à charge d'appel, soit devant le tribunal civil, si la somme excède 200 francs.

Dans tous les cas, l'action doit être intentée dans les délais fixés par l'article 3 de la loi du 20 mai 1838, qui sont de 30 jours pour le cas de fluxion périodique des yeux et d'épilepsie ou mal caduc, et de neuf jours pour tous les autres cas.

Sur l'interprétation de cet article 3, la jurisprudence n'est pas encore parfaitement fixée.

Ainsi, la cour royale de Paris, par son arrêt du 22 février 1839, a décidé que « pour que l'action en rédhibition fût recevable, il suffisait que l'acquéreur, avant l'expiration du délai fixé par l'article 3 de la loi du 20 mai 1838, se fût pourvu devant le juge de paix en nomination d'un expert à l'effet de constater le vice, et qu'il n'était pas nécessaire que l'assignation en résolution de la vente, eût été donnée au vendeur avant l'expiration du délai précité.

D'autre part, le tribunal civil de Meaux, à son audience du 11 avril 1839, a décidé que « sous l'empire de la loi du 20 mai 1838, et alors que dans le délai de *neuf* jours de la livraison, l'acquéreur avait fait constater par expert l'état de l'animal, l'action résolutoire n'était plus recevable si elle n'avait été intentée dans le même délai de *neuf* jours fixé par l'article 3 de la loi ci-dessus énoncée.

En présence de ces décisions diverses, et sans chercher à en apprécier le mérite, je me bornerai à engager celui qui sera dans le cas d'intenter une action rédhibitoire à donner toujours la citation dans le délai de *neuf* jours, ou de *trente* jours, selon la maladie. La solution du tribunal de Meaux me paraît plus conforme à l'article 3 de la loi précitée, puisque cet article exige que l'action *soit intentée* : or, ce n'est pas intenter une action que de faire rédiger un procès-verbal par un expert, alors surtout que ces procès verbaux se font et se feront ordinairement en l'absence du vendeur.

Puisque j'ai parlé ci-dessus de marché conclu entre deux parties, je crois devoir dire quelques mots au sujet des ventes, en général, qui se font dans les foires etc. je vais donc donner ici les divers articles du code civil qui fixent les ventes, c'est-à-dire qui les rendent parfaites.

Art. 1583. § 1er La vente est parfaite entre les parties, et la propriété est acquise de droit à l'acheteur à l'égard du vendeur. dès qu'on est convenu de la chose et du prix, quoique la chose n'ait pas été livrée ni le prix payé.

Art. 1589. La promesse de vente vaut vente, lorsqu'il y a consentement réciproque des deux parties sur la chose et le prix

Art. 1590. Si la promesse de vendre a été faite avec des *arrhes*, chacun des contractans est maître de s'en départir, celui qui les a données, en les perdant ; et celui qui les a reçues, en en restituant le double.

Ainsi, d'après les articles précités, on voit clairement que les *arrhes* lient moins les parties que la simple promesse de vente. Cependant, c'est une erreur commune à beaucoup d'acheteurs de croire le contraire et de ne considérer la vente comme parfaite, qu'autant que des *arrhes* ont été données ou que le prix en a été payé.

Il y a plus; le vendeur peut toujours exiger le paiement de l'animal qu'il a vendu, dans le cas même où l'animal vendu est affecté d'un vice rédhibitoire, sauf à l'acheteur son recours en garantie contre son vendeur.

Ces quelques pages seront d'une bien grande utilité sans doute; d'une part, elles donneront à l'acheteur les notions convenables pour reconnaître les maladies réputées par la loi vices rédhibitoires; de l'autre, elles indiqueront aux propriétaires de bestiaux ou d'animaux, les causes accasionnelles de ces mêmes affections, et indiquer les causes occasionnelles d'une maladie, c'est presque la prévenir tout-à-fait. Enfin, elles feront connaître à l'acheteur la marche qu'il aura à suivre pour se soustraire à l'inconvénient des vices rédhibitoires.

Pour rendre cet ouvrage encore plus utile, pour remplir rigoureusement le but que je me suis proposé en le destinant à MM. les Maires, aux propriétaires, fermiers, agriculteurs etc., j'ai cru indispensable d'accompagner (comme se liant parfaitement) d'accompaguer, dis-je, cette loi et la description des maladies qui donnent lieu à l'action rédhibitoire, d'un traité des maladies épizootiques et contagieuses qui affectent le plus ordinairement les animaux domestiques, et dont les suites sont toujours très désastreuses pour l'agriculture et le commerce.

Mais , pour que cette faible production fut , comme j'en ai eu la pensée, un véritable guide pour tous , il fallait , après avoir décrit les maladies épizootiques ou contagieuses, faire connaître encore : 1° au propriétaire d'animaux ou de bestiaux , ses devoirs envers ses concitoyens et les peines qu'il encourt s'il néglige et refuse de les observer ; 2° à l'autorité municipale, les obligations que la loi lui impose ; et 3° aux medecins et artistes vétérinaires, les diverses attributions que la loi leur confère , lorsqu'ils sont requis par l'autorité municipale, en cas d'existence de maladies épizootiques et contagieuses ; c'est ce que j'ai fait en réunissant , dans un seul chapitre , les divers articles des anciens arrêts du conseil , décrets , lois et ordonnances qui régissent la matière ; enfin , j'ai dû complétter ce travail en formulant pour MM. les Maires les divers actes qu'ils ont à dresser, en cas d'existence de maladies épizootiques et contagieuses , et en leur donnant également ici la copie des anciens arrêts, décrets, etc., qui manquent dans presque toutes les mairies. Ce sera le sujet de ma deuxième partie.

Avant de décrire les maladies épizootiques et contagieuses, je dirai quelques mots, 1° sur les effets des épizooties en général ; 2° sur la contagion et les moyens de la prévenir.

DEUXIÈME PARTIE.

DES EFFETS

DES MALADIES EPIZOOTIQUES

EN GÉNÉRAL.

On donne le nom d'épizootie aux maladies aiguës internes, qui se développent à la fois sur un grand nombre d'animaux de la même espèce, ou quelquefois d'espèces différentes dans une étendue de pays non limité, pendant un temps plus ou moins long, sous l'influence de causes communes et générales survenues accidentellement. Considérées de cette manière, les épizooties sont aux animaux ce que les épidémies sont aux hommes.

De toutes les maladies qui affectent les animaux domestiques, les plus redoutables sont sans contredit les épizooties, et leur étude est peut-être ce que la médécine vétérinaire a de plus important et de plus utile. Obscures et cachées dans leurs causes, rapides dans leur marche, effrayantes dans leurs symptômes, meurtrières dans leurs effets; elles frappent en même temps un grand nombre de victimes, elles attaquent indistinctement et en même temps tous les animaux d'une même espèce et quelquefois ceux d'une espèce différente; les pertes qu'elles occasionnent, sont presque toujours au-dessus des facultés des pauvres propriétaires qui les éprouvent; et ces malheureux dans l'impossibilité de cultiver leurs terres, sont souvent réduits à la plus affreuse misère par de semblables fléaux : la société entière s'en ressent même, et en éprouve des dommages presque toujours irréparables.

Trois classes d'animaux sont surtout sujet aux épizooties : les chevaux, les bêtes a grosses cornes et les bêtes à laine.

Aux dangers d'une maladie presque toujours incurable, se joignent le plus souvent ceux d'une communication qu'il est presque impossible d'interrompre. Le meilleur moyen, en telle occurrence, est de sacrifier toutes les bêtes malades et celles suspectées de maladie. C'est pour cela que les arrêts des 18 décembre 1774 et 30 janvier 1775, ordonnèrent que le tiers de la valeur des bêtes sacrifiées serait remboursé aux propriétaires.

Après avoir signalé, d'une manière générale, les effets des épizooties, je vais décrire les dangers de la contagion et indiquer les moyens de la prévenir.

DE LA CONTAGION.

Il existe un certain nombre de maladies susceptibles
de se transmettre d'un animal malade aux animaux
sains que l'on met en rapport avec lui. Cette transmission a été nommée contagion.

La contagion se propage de plusieurs manières ;
savoir :

1° Par contact immédiat des animaux malades avec
les animaux sains ; 2° par contact médiat, par inter-
médiaire de personnes ou des choses propres à fixer
le principe contagieux, et à le transporter à une certaine distance. Pour que le contact médiat ou immédiat soit suivi du développement de la maladie, il faut
que l'animal y soit prédisposé. Il est d'observation
certaine que le corps d'un animal de la même espèce
que ceux qui sont affectés, peut, comme moyen de
contact médiat, se charger des principes de la contagion, et les transmettre à d'autres animaux de son
espèce, sans être lui-même affecté. C'est ainsi que l'on
a vu des troupeaux quitter en santé les pays ravagés
par des maladies contagieuses, et transmettre la même
maladie dans les contrées où on les avait conduits, sans
cependant en être attaqués eux-mêmes. A bien plus
forte raison, sans doute, le corps d'un animal d'espèce différente peut devenir moyen de transmission,
tels que les chats, lapins, rats, chiens etc. ; les personnes même qui soignent les animaux malades ou qui

les approchent peuvent transporter dans leurs habits
les germes de la contagion.

C'est pour cela que les réglemens de police sanitaire
défendent sévèrement le vagabondage des animaux,
la libre circulation des bouchers, des empiriques etc.;
Le fourrage et autres alimens qui ont été placés dans
les lieux habités par les animaux malades ; les meubles,
harnais, voitures, couvertures et autres objets qui ont
servi aux bêtes malades, peuvent encôre récéler les
élémens de la contagion. On ne saurait donc trop faire
pour se prémunir contre les maladies réputées contagieuses. Le soin de prévenir le développement des
épizooties est remis à l'autorité municipale. C'est à
elle qu'il appartient de tracer la conduite à tenir et dé
déterminer les mesures à prendre. La législation et
l'agriculture se réunissent pour lui en faire une obli-
gation. Les peines attachées à l'infraction de certaines
règles paraîtront peut-être rigoureuses ; mais on
s'expliquera facilement toute la sévérité du législateur,
lorsqu'on réfléchira à l'énormité des pertes qui peuvent résulter, pour toute une contrée, de l'inexécution
des mesures ordonnées par les lois. Je crois en avoir
assez dit sur les dangers de la contagion ; passons aux
maladies contagieuses. Je décrirai leurs symptômes, je
démontrerai leurs causes occasionnelles, et j'indiquerai
le traitement qu'il convient d'appliquer à chacune
d'elles.

MALADIES CONTAGIEUSES.

LA CLAVELÉE OU LA CAS.

N'ayant traité jusqu'à présent la clavelée que comme vice rédhibitoire, j'ai pensé qu'il serait très utile d'en parler encore comme maladie contagieuse. Je ne reproduirai point ici les divers noms qu'on lui donne, ses symptômes, ni ses causes occasionnelles, j'indiquerai seulement les moyens de s'en préserver, ceux que l'on doit employer pour neutraliser la maladie, et enfin le traitement qu'il convient de lui appliquer.

C'est de toutes les maladies du mouton la plus contagieuse et peut-être la plus meurtrière. Elle survient indifféremment dans toutes les saisons ; atteint indistinctement les bêtes fortes ou faibles, jeunes ou vieilles, mais jamais deux fois le même animal. Cependant le développement des boutons est plus rapide dans les saisons chaudes. La clavelée gagnée accidentellement ne parait devenir contagieuse qu'à l'époque où la dessication commence à se faire ; elle conserve la funeste propriété de se transmettre par contagion jusqu'après la desquamation. Pour prévenir bien de malheurs, on doit s'empresser de claveliser aussitôt que la clavelé règne dans un lieu voisin de son troupeau, ou (quand on a laissé échapper ce moment favorable) dès que quelques bêtes d'un troupeau paraissent infectées, sans laisser à toutes les bêtes encore saines le temps de s'imprégner de l'infection naturelle.

La clavelisation ou inoculation de la clavelée, doit être d'autant plus recommandée que l'expérience a démontré d'une manière irréfragable qu'elle était le préservatif le plus efficace contre cette maladie.

On appèle claveliser, une opération qui consiste à introduire dans l'épaisseur de la peau des bêtes à laine une petite quantité de virus claveleux, dans le but de leur communiquer une clavelée bénigne et de la préserver à tout jamais de la clavelée naturelle, trop souvent violente, irrégulière, et facheuse dans ses suites.

Quand on veut claveliser avec succès, il faut prendre le virus sur des bêtes qui aient la clavelée naturellement, ou au moins sur des bêtes inoculées qui aient un développement pustulaire et claveleux autre que celui qui a lieu sur les piqûres, et non sur des animaux qui n'éprouvent aucun des symptômes généraux d'infection. Il est encore nécessaire que la matière à insérer soit prise sur des boutons claveleux qui ne soient pas ceux des piqûres, et dans des endroits naturellement dépourvus de laine. Voici la manière de claveliser ou inoculer.

Pour inoculer le claveau, on fait avec une lancette aux aisselles et sous les cuisses, de petites incisions superficielles qui n'effleurent que la peau en divisant seulement l'épiderme. On trempe ensuite cette même lancette dans la matière que contiennent les boutons claveleux; on l'introduit dans les incisions en passant le doigt dessus, pour que les vaisseaux en absorbent davantage. Trois ou quatre de ces incisions à chaque membre suffisent pour donner la clavelée. Quand on inocule des animaux auprès desquels on place ceux dont on extrait le virus, l'opération est plus certainement suivie de succès que si on emploie de la matière transportée de loin. Cependant celle-ci est bonne; on doit y avoir de la confiance puisque souvent elle réussit.

Voici un moyen beaucoup plus expéditif, inséré dans le numéro d'avril 1834 du recueil de médecine vétérinaire, et qui a été employé avec beaucoup de succès.

Après avoir chosi un bouton convenable, on l'incise dans toute sa longueur, en ayant soin que cette incision n'intéresse que la position exubérante du bouton, sur lequel on pratique ainsi une petite rigole, qui donne aussitôt écoulement à du sang; on s'empresse d'étancher ce sang avec une petite éponge fine et légèrement humide, au bout de dix minutes environ, l'écoulement de sang s'arrête, et la petite plaie ne fournit plus qu'une sérosité roussâtre, limpide et ayant tous les caractères du claveau de bonne nature. Pour charger la lancette de cette matière, on n'a qu'à la plonger dans la petite incision, et les deux faces de la partie plongée sont aussitôt imbibées de sérosité. Une chose qui a étonné en se servant de ce moyen, c'est la quantité de virus que peut fournir un bouton incisé; plus on en puise, plus le bouton en donne. Au bout d'une demi-heure, le virus suinte avec tant d'abondance, qu'il dépasse les bords de la petite plaie, et qu'il s'écoule à sa circonférence. Un seul bouton a fourni assez de claveau pour inoculer au delà de 500 bètes.

Autre manière d'inoculer la clavelée aux moutons.

La méthode la plus simple et la plus préférable pour inoculer la clavelée est celle qui se pratique aujour-d'hui à l'aide des piqûres très superficielles faites avec une lancette ordinaire ; M. Dupuis, ex-directeur de l'école d'Alfort, conseille de saisir avec tous les doigts de la main gauche, un large pli de la peau, à la face interne des cuisses, dans la direction de la saphène, (veine du pied qu'on ouvre dans la saignée), tandis qu'on tend ainsi sur les doigts de la main gauche la peau qui est ordinairement très lâche dans cet endroit; on tient horizontalement avec la main droite la lancette chargée de virus et on la dirige au-dessous de l'épi-derme ; on appuie ensuite sur la peau avec le pouce de la main gauche afin d'essuyer par ce moyen la lancette dans la petite plaie.

Mais, ce n'est pas tout, le propriétaire de bestiaux doit connaître deux choses trés-essentielles auxquelles il ne fait ordinairement que très peu d'attention; ce sont 1° comment il faut gouverner les bètes à laine lorsqu'on les fait passer d'un pays dans un autre. 2° Le temps pendant lequel les bètes à laine peuvent transmettre la contagion, après avoir été guéries de la clavelée,

1° Quand on fait passer d'un pays dans un autre les bètes à laine, il faut les mener doucement, sans les échauffer ni les fatiguer. On doit les faire reposer à l'ombre dans le milieu du jour lorsqu'il fait chaud. Il faut les laisser paitre chemin faisant. Une fois arrivé

au gîte , on leur fait donner du fourrage si elles n'ont
pas le ventre assez rempli , et de l'avoine pour les for-
tifier. Elles peuvent faire deux à trois myriamètres
(quatre ou six lieux) chaque jour ; mais lorsqu'elles
paraissent fatiguées, il est nécessaire de les faire reposer ; pendant la chaleur de l'été, il faut les faire
voyager de préférence la nuit, ou au moins le grand
matin et le soir. Il est fatigant pour les bêtes à laine
de les faire voyager au moment de la tonte: le poids
de la laine les lasse et les échauffe. Si l'on y est forcé,
il faut faire moins de chemin , et aller plus doucement.
On ne doit aussi les mettre en route, autant que possible, que huit ou quinze jours après la tonte ; plutôt,
le soleil ou la pluie leur serait nuisible. Les conducteurs
de bestiaux ne doivent point laisser paître en route les
bêtes auprès des charognes , des tas de fumiers, et au
bord des ruisseaux ou de fossés bourbeux et marécageux , quoique l'herbe paraisse plus abondante dans
ces endroits , parcequ'elles peuvent y gagner des maladies contagieuses , ou y prendre le germe d'autres
maladies. Si l'on est pris par la pluie , il faut se mettre
à l'abri , autant que cela sera possible ; si elle dure, il
faut gagner l'auberge et y rester jusqu'à ce qu'il ne
pleuve plus. On donnera une pincée de sel à chaque
bête, soit à la main, soit mêlée avec l'avoine, soit dans
leur boisson, si l'on est obligé de séjourner. On con-
naît si une brebis est trop échauffée et trop agitée,
lorsque ses oreilles sont chaudes, et le pouls plus prompt
que dans les autres brebis ; que la langue et les lèvres
sont sèches , que ses flancs battent etc.

2° Il ne suffit pas, comme l'a depuis long-temps avancé un médecin vétérinaire habile, que la clavelée ait entièrement cessé, pour que les causes qui propagent la contagion soient détruites. Des parcelles contagieuses, imperceptibles à nos sens, peuvent encore s'attacher à la laine et y demeurer fixées, surtout dans les races à laine fine qui ont les filaments laineux très-serrés. On sait aujourd'hui que les miasmes contagieux ont plus d'affinité pour les laines que pour d'autres corps ; qu'en se déposant sur des corps laineux ils les pénètrent plus que d'autres, y acquièrent un plus haut dégré de concentration et peuvent ainsi conserver plus long-temps leur activité et leur faculté de propager plus facilement la contagion. Aussi voit-on tous les jours des moutons, un certain temps après leur guérison de la clavelée, communiquer ce mal à des animaux sains. Ce temps est même quelque-fois beaucoup plus long qu'on ne le pense peut-être, ou qu'on la déterminé sur de simples probabilités. Voici un exemple frappant et qui a été constaté.

Un fermier d'une commune de l'arrondissement d'Abbeville, département de la Somme, épouse une riche fermière d'une autre commune à une distance d'environ six lieues (trois myriamètres ou 30,000 mètres). Le troupeau du fermier n'avait pas eu la clavelée, celui de la fermière y avait été en proie un an auparavant. Les deux troupeaux étaient réunis et confondus en un seul dans la ferme de la fermière, la clavelée s'y introduit en peu de temps, mais sur la partie du troupeau qui n'avait pas eu cette maladie.

Ainsi, on le voit par l'exemple que je viens de donner ci-dessus à l'égard de la clavelée, ce n'est pas toutefois assez faire que de la fuir pour l'éviter : il faut, pour parvenir à s'en préserver, s'attacher à la recherche des veritables causes qui peuvent la développer, et tout faire pour en détruire la fatale influence. Dans les localités où cette maladie est enzootique, l'homme et les troupeaux qui en fuiraient l'air contagieux en ne prenant pas les précautions convenables et nécessaires, s'exposeraient à emporter avec eux des principes dévastateurs, et à disséminer les semences empoisonnées de la clavelée.

Traitement. Si la maladie est régulière, les animaux n'exigent que quelques soins relatifs au régime. Ils seront placés dans des bergeries sèches et assez vastes pour qu'ils soient à leur aise, dont on renouvellera souvent l'air. On les fera parquer si le temps est beau, on leur donnera un peu moins de nourriture, mais elle doit être bonne. Si le temps le permet on les fera sortir deux fois par jour. On leur fera éviter avec le plus grand soin l'humidité froide surtout, car elle s'opposerait à la sortie des boutons, ou ferait rentrer ceux qui se seraient déjà développés, ce qui pourrait entrainer les accidens les plus graves. Si les bêtes sont tourmentées par la soif, il faudra mettre à leur portée de l'eau que l'on renouvellera souvent, et que l'on aiguisera soit avec du sel, soit avec un peu de vinaigre ou d'acide sulfurique.

Si la maladie est irrégulière, on conseille d'administrer aux bêtes malades, deux verres par jour d'un

mélange, à parties égales, d'une infusion aromatique
et de vin, que l'on aiguisera avec un huitième d'eau-
de-vie; si les narines sont obstruées, on y injecte avec
précaution de l'eau tiède, ou mieux une décoction d'orge ou de guimauve. S'il y a constipation on donne à
l'animal des boissons adoucissantes un peu miellées.
S'il survient la diarrhée, on fait avaler aux bêtes qui
en sont atteintes, deux verres par jour d'une légère infusion de sauge ou de menthe dans du vin; enfin lorsque les boutons menacent de passer à l'état de gangrène, on cherche à borner cette dernière et à hâter la séparation et la chûte des parties mortifiées, en pansant
les plaies avec de l'huile camphrée, dans laquelle on
ajoute quelques gouttes d'ammoniaque.

Assez généralement, lorsque la clavelée a pris une
direction favorable, et que la résolution commence à
s'opérer, les bêtes reprennent de l'appétit, de la gaîté
et des forces : il en est qui restent néammoins plus ou
moins long-temps à se remettre, ou qui ne se remet-
tent pas bien complettement.

En thèse générale, partout où l'on sait prendre des
précautions!, l'on parvient à se rendre maître de la
clavelée.

LA MORVE COMME MALADIE CONTAGIEUSE.

N'ayant parlé de la Morve que comme vice rédhibitoire, je crois utile de dire ici encore quelques mots

au sujet de la désinfection des écuries, bergeries et étables, ainsi que sur les précautions à prendre lorsqu'un animal a été abattu par suite de cette maladie.

Les caractères distinctifs de la morve sont aujourd'hui connus de presque tous les propriétaires ; je ne les retracerai donc pas ; je ne dirai rien non plus aussi du traitement à suivre dans cette maladie ; je me bornerai à décrire ici un autre mode éprouvé de désinfection, également recommandé par le gouvernement, à l'égard des écuries où il y a eu des chevaux morveux.

Quoique la morve soit très contagieuse, quoiqu'il y ait bien moins d'inconvénient à prendre vingt précaucautions inutiles qu'à en négliger une essentielle, on doit cependant considérer comme une erreur funeste, l'opinion assez généralement répandue qu'on doit brûler rigoureusement tout ce qui a servi aux chevaux affectés de la morve. Cette prescription, beaucoup trop rigoureuse, est heureusement inutile, et ne fait qu'ajouter à la perte des animaux. La partie du mur de l'écurie sur laquelle sont fixés le ratelier et la mangeoire est la seule qui doive être nétoyée. Il ne suffit pas, comme le croient beaucoup de personnes, de la blanchir à la chaux, la prudence exige qu'elle soit décrépie et recrépie à neuf, depuis le sol jusqu'à deux mètres soixante centimètres (ou huit pieds) de hauteur. Il suffira de passer simplement au lait de chaux le reste des murs de l'écurie. Les mangeoires et les rateliers seront d'abord gratés bien soigneusement, puis lavés à l'eau bouillante et brossés avec des brosses dures ; on promenera ensuite sur tous les points de leur surface des brandons de paille allumés , afin de calciner les particules virulentes qui pourraient s'être insinuées dans les crevasses , les fissures du bois. On aura grand soin, en procédant à cette opération , d'écarter de l'écurie tout ce qui pourrait faire craindre les ravages du feu. La poussière, les toiles d'araignée qui se seraient attachées au plafond et aux fenêtres , seront balayées avec le plus grand soin. Si le sol de l'écurie est en terre, on l'enlèvera à la profondeur de treize centimètres cinq millimètres (ou cinq pouces), et on remplacera par de nouvelle terre celle qu'ou aura enlevée, qu'on enfouira dans un trou assez grand pour la contenir entièrement, ou bien on la calcinera.

Si l'écurie est pavée, il suffira de laver plusieurs fois à grande eau le pavée, et de le ratisser soigneusement avec un balet de *Bruyère* (*Bruges*) ou de *Genêt*, ou de *Bouleau* , et mieux encore avec des fortes brosses quand on pourra s'en procurer. Lorsque les chevaux morveux auront été pansés dehors, les murs dans lesquels seront fixés les anneaux auxquels ils auront été attachés , seront grattés et recrépis à un mètre soixante-deux centimètres (ou cinq pieds) autour des anneaux, et les anneaux seront passés à la flamme.

On ne remettra les chevaux dans les écuries ainsi assainies , que lorsqu'elles seront bien sèches. Relativement à la purification de tous les objets et ustensilles employés au service des chevaux , on aura soin, pour règle générale, de passer au feu tout ce qui est en fer, de lessiver tout ce qui est en corde ou en toile, de râcler , laver , passer à l'eau seconde et à l'huile grasse

tout ce qui est en cuir ; de passer au rabot tout ce qui
est en bois ; de brûler enfin tout ce qui ne vaut pas la
peine d'être conservé. C'est à tort qu'on attribue aux
fumigations aromatiques ou autres, la faculté d'an-
nuler l'effet du virus déposé sur les murs, les râteliers,
les mangeoires, etc. La seule dont on puisse attendre
quelque effet est celle dont on doit la découverte à Gui-
ton de Morveau ; voici en quoi elle consiste :

On met sur des charbons allumés dans un fourneau,
une terrine dans laquelle on a jeté trois hectogrammes
huit décagramme (une livre de 16 onces) de sel de
cuisine ; lorsqu'il est bien échauffé, on verse dessus un
hectogramme neuf décagrammes (une demi-livre de 8
onces) d'acide vitriolique ; on se retire très vite pour
ne pas respirer les vapeurs qui s'exhalent de ce mélange ; on tient les portes et les fenêtres très exactement fermées, et l'on n'entre dans les écuries que lorsque les vapeurs sont entièrement dissipées. Lorsque l'é-
curie est très grande, il faut plusieurs terrines, qu'on
place à différents points, ou bien on se borne à une
seule qu'on place successivement sur les divers points.

CHARBON ANTHRAX. — FIÈVRE CHARBONNEUSE.

Dans les campagnes on donne à cette maladie les
noms de *Charbon blanc*, *Avant-cœur*, *Anti-cœur*,
Trousse-galant, *Tac*, *Louvet*, *Laron*, *Bouffle*, *Mu-*

sette, *Grosse-amère*, *Vénin-soufflé*, *Vénin-froid*, *An-clou*, etc.

Lorsque le charbon consiste en des tumeurs isolées, Chabert désigne cette maladie sous le nom de Charbon essentiel. Il appelait fièvre charbonneuse, une fièvre générale très maligne, rapidement mortelle, donnant lieu à des désordres nombreux et généraux, se terminant par la gangrène de diverses parties intérieures, et s'accompagnant ou non de tumeurs charbonneuses.

Sympômes chez le cheval. Cette maladie commence par une tumeur qui acquiert en quelques heures un diamètre de vingt-sept centimètres un millimètre (ou dix pouces). Elle est chaude et sensible ; la gangrène s'en empare et elle devient alors froide et insensible. Le pouls fréquent dans le commencement de la maladie, est en même temps très irrégulier et tantôt fort, tantôt faible ; l'animal a des frissons ; son haleine est presque toujours chaude, souvent fétide ; il y a généralement soif vive, respiration accélerée ; mouvement du flanc agité ; ses yeux sont animés, le regard inquiet, quelquefois farouche ; ces tumeurs sont quelquefois molles, comme *œdémateuses* et l'impression du doigt y reste facilement ; tantôt elles sont chaudes, rénitentes et fort douloureuses, enfin l'animal perd rapidement ses forces et meurt quelquefois dans un abattement complet ; ordinairement cette maladie ne dure que 24 heures.

Chez le cheval elle se développe partout, mais plus particulièrement au poitrail, aux cuisses et à la langue.

On nomme le charbon du poitrail : *Avant-cœur* ou *Anti-cœur* ; le charbon des cuisses s'appelle *Trousse-galant* ; le charbon de la langue désigné plus particulièrement sous le nom de *Chancre volant*, *Glossanthrax*, se présente sous la forme de larges vessies remplies de liquide rougeâtre ; ces vessies crèvent bientôt, et amènent des ulcères, qui deviennent rapidement gangréneux. La langue tombe par morceaux et l'animal périt au milieu des convulsions.

Chez les bêtes à laine. Le charbon se montre tantôt sous le ventre, tantôt sur la face interne des cuisses et des épaules, sur le cou et les mamelles, sous formes de petites tumeurs dures, ayant un point noir au milieu. Cette tumeur est large comme une pièce de cinq francs. Elle se recouvre de petites vessies remplies de pus sanieux et corrossif. Si la gangrène qui survient à cette tumeur ne s'étend pas l'animal guérit ; si, par contraire, la gangrène s'étend, l'animal succombe.

Le charbon se montre le plus communément chez les bêtes à laine, sous forme applatie sur laquelle on remarque un ou plusieurs vesicules. Dans ce cas, le charbon attaque le plus ordinairement les glandes de l'aine et de l'aissele. Cette tumeur devient bientôt un large escarre gangréneux.

Le charbon attaque également la tête, où elle présente une petite tumeur peu élevée, formée par la peau qui paraît détachée et soulevée. Cette affection qui s'accompagne de fièvre et de convulsions, amène la mort en deux ou trois jours.

Dans l'espèce du bœuf. La maladie se présente au

poitrail, à la pointe des épaules, au fanon, sur les côtes, et sous le ventre. Elle débute par une petite tumeur
qui s'accroit tellement vite qu'en une demi-heure elle
arrive souvent à la grosseur d'une tête d'homme, et
elle s'étend rapidement. Tantôt elle s'annonce par de
simples tâches blanches, ou livides, ou noires, qui
n'intéressent que la peau et toujours soulevée, et quand
on la presse on entend un petit bruit semblable à des
craquemens. La gangrène s'établit au-dessus d'elle :
arrivée là, l'animal tombe bientôt et meurt. Quelque-
feis le charbon se montre partout, mais particulièrement sur le dos, les côtes et le ventre : il règne d'a-
bord sous la peau et pénètre dans les chairs sans tumeur apparente. On ne reconnait la maladie qu'à la
dureté et à la *crépitation* de la partie qui en est le siège. On le nomme alors charbon blanc.

Chez le cochon. Le charbon est désigné sous le nom
de soie, soyon ou bosse; il se présente sur les côtes du
cou près de la tête, dans le point qui correspond aux
amygdales. Les soies qui recouvrent la partie malade
sont hérissées, droites, rudes et représentant une espèce de houppe épanouie : si on les touche, l'animal
témoigne de la douleur : au-dessous de ces soies la peau
est teinte en noir chez les cochons à poils blancs, et
décolorée chez ceux à poils noirs. Il y a soif, dégoût,
grincement des dents ; la fièvre devient forte, ses flancs
s'agitent, la gueule est brûlante, baveuse, et l'animal
succombe presque toujours à ces derniers accès dans
l'espace de quarante-huit heures, et même après 7 ou
8 jours de souffrances terribles.

Causes occasionnelles. Les causes du charbon chez tous les animaux sont les intempéries de l'air , et plus encore les brouillards , et l'humidité fétide', les émanations des marais , des égouts , des voiries, et autres foyers d'infection , les logemens insalubres , malpropres ; l'usage continuel d'alimens gâtés , ou de mauvaises qualités , des foins vasés , récoltés à la suite d'inondation , le travail forcé pendant les grandes chaleurs , l'usage des eaux impures.

Traitement. Le traitement des différentes variétés de charbon est presque toujours infructeux à cause de la marche rapide de la maladie. Seulement , lorsque l'on reconnait l'existence de la tumeur avant la fièvre charbonneuse, on peut traiter la maladie avec quelque chance de succès ; mais dans ce cas il ne faut pas employer de demi moyens ; il faut la combattre en ouvrant de suite la tumeur et la cautérisant profondément. On y placera ensuite un scarrotique puissant ; un tisonnier recourbé peut très bien convenir.

Après cette opération , l'animal doit être mis à une diète rigoureuse ; les plaies devront être lavées toutes les demi-heures avec de l'eau de javelle , étendue d'eau ou une dissolution faible de chlorure de chaux , que l'on fait pénétrer jusqu'au fond des poin ts brûlés. Ces moyens seront aidés par l'administration à l'intérieur de *quinquina* et du camphre donné en électuaires ou en breuvages.

Pour le cheval. Il faut environ sept décagrammes un gramme (ou trois onces) de quinquina et un décagramme huit grammes (ou six gros) de camphre, pour le premier jour. Cette dose diminuera d'un tiers les jours suivants, si l'animal va mieux. On donnera aussi à l'animal quelques lavemens avec la décoction du son.

Ce traitement est celui du charbon considéré d'une manière générale; mais il convient de le modifier selon les circonstances ainsi qu'il suit :

Lorsque le charbon à la langue, désigné sous le nom de *Glossanthrax* aura été enlevé, il faudra que la plaie soit lavée cinq ou six fois par jour, avec de l'acide sulfurique (huile de vitriol) étendue d'eau, ou avec une forte solution de sulfate de cuivre (vitriol bleu). On peut se servir même, dans les cas pressants, de la simple solution de sel de cuisine dans du vinaigre. Les décoctions de quinquina avec l'eau-de-vie camphrée, et le sel ammoniac conviennent encore très bien. Dans l'intervalle des pansements on fera usage de *Mastigadours* composés avec le camphre, le quinquina et le miel.

Le traitement intérieur consistera en breuvages composés avec le quinquina, ou simplement avec la décoction de graine de lin frappée de sel de cuisine ou de sel de nitre.

Chez les moutons. Quelquefois on applique à la surface des plaies qui résultent des tumeurs charbonneuses du mouton, un mélange d'essence de térébenthine, de poudre de quinquina et de goudron. Ce moyen a souvent parfaitement réussi.

Le charbon du porc est généralement trop étendu pour songer à enlever la tumeur; on se contente de fendre la tumeur dans divers points, et de panser avec la poudre de quinquina, ou la poussière de charbon.

On traite le charbon du porc désigné sous le nom de soie, soyon ou bosse, en cautérisant la partie malade, et en faisant avaler à l'animal, de l'acétate d'ammoniaque à haute dose.

En terminant cet article, je crois de mon devoir de recommander à MM. les médecins vétérinaires ou autres qui sont appelés à opérer ou à panser des animaux atteints de charbou, de prendre garde, autant que possible, de se blesser ou même de toucher les plaies avec des mains écorchées ; sans ces précautions ils pourraient bien être victimes de leur imprudence.

LA POURRITURE OU CACHEXIE AQUEUSE.

Cette maladie qui prend le nom de foie pourri, ou douvé, mal de foie, douve-hydatide, bouteille, bourse, boule, jaunisse, hydropisie etc., attaque le plus ordinairement les animaux domestiques, mais le plus souvent les bêtes à laine. On la nomme encore dans certaines localités, gamer, ganache, goître, cloche goulée, néblade ou jablade.

Symptômes chez les bêtes à laine. L'animal frappé de cette maladie mange beaucoup moins, et ne rumine pas aussi bien. Ses yeux et sa bouche sont pâles, et décolorés. Si l'on place la main sur la croupe en appuyant un peu, il s'affaisse ; si l'on tire de sa laine, elle s'arrache facilement et sans efforts. Lorsque la maladie est parvenue à une certaine période, le dessous de la ganache de l'animal s'engorge, s'infiltre d'une humeur liquide, formant une tumeur qne l'on appéle vulgairement, goulée, bourse, bouteille, etc.; ce symptôme est terrible, car il annonce presque toujours une mort prochaine.

Causes occasionnelles. La dépaissance des animaux dans les prairies humides, ou bien avant que la rosée soit dissipée; si on les fait sortir lorsqu'il y a dés brouillards; si elles séjournent dans le parc sur un terrain argileux; si la bergerie n'est pas située, construite sur un terrain bien sec; la parcimonie de nourriture ou l'usage d'alimens trop peu substantiels ou de mauvaise qualité.

Traitement. On ne peut guérir la pourriture lorsqu'elle est très avancée parce que les viscères sont désorganisés. On peut seulement prévenir le mal et en empêcher les progrès. M. Lullin de Châteauvieux a conseillé l'emploi de la préparation suivante : Prenez un décagramme deux grammes (ou quatre gros) de quinquina, deux décagrammes quatre grammes (ou une once) de poudre de charbon passée au tamis fin, et quantité suffisante de miel : incorporez les poudres dans ce dernier excipient, et divisez le tout en trente bols. Donnez deux bols par jour à chaque animal, en lui faisant avaler immédiatement après un verre de la décoction suivante : prenez écorce de marronier d'Inde une poignée, faites la bouillir dans un litre de vin rouge pendant un quart d'heure : joignez-y une cuillerée de sel commun et un peu d'eau-de-vie.

Cette maladie se manifeste de la même manière à-peu-près chez les bêtes à cornes.

PIÉTAIN OU PLÉTIN.

Cette maladie est encore nommée, crapaud, clopin, mal-blanc, pourriture et mal des pieds, pesogne etc. Elle est particulière aux bêtes à laine.

Symptômes. L'animal qui en est atteint boîte. On apperçoit sous le pied une désunion de la paroi d'avec les parties qu'elle recouvre; il y a une petite rougeur à la réunion des doigts, et un léger suintement d'une humeur séreuse d'abord, ensuite puriforme et fétide autour du sabot.

Causes occasionnelles. Les causes occasionnelles de cette affection sont les boues acres, les litières imprégnées d'urines et d'excrémens et les saisons humides. On attribue cette maladie à l'introduction des mérinos en France.

Traitement. Il est fort simple, si l'on donne de suite les soins convenables aux bêtes qui en sont atteintes. Voici le traitement que M. Girard conseille dès le commencement de la maladie.

On enlève par tranche toute la portion d'ongle désunie; il faut amputer les chairs filandreuses, mais ces deux opérations doivent être faites avec beaucoup de dextérité, c'est-à-dire, sans occasionner de douleur à l'animal, et avec le moins d'effusion de sang possible. On retranche avec soin l'ongle en pince sans arriver près du vif, évitant ainsi la division de l'artère plantaire qui passe en cet endroit. On met sur cette plaie, déjà mouillée avec de la salive ou avec de l'eau , un peu de sulfate de cuivre en poudre (vitriol bleu) que l'on a soin de proportionner à l'étendue de la gravité du mal. Si le mal est très grand , on enveloppe le pied avec des étoupes qu'il faut assujetir au tour des couronnes. L'onguent égyptien dont on charge la filasse qui doit être en contact avec la plaie , peut remplacer avec avantage les poudres caustiques. Cet appareil doit se renouveller tous les deux jours si le pied reste sec. Il se renouvellera tous les jours si la bête marche dans des endroits humides. A chaque pansement que l'on fera , on enlèvera toutes les nouvelles portions de cornes détachées , et l'on soupoudrera comme il a été dit ci-dessus , les parties qui pourront être mises à découvert.

La contagion paraît avoir la plus grande part au développement successif de cette maladie , sur la plus grande partie des troupeaux qui reuferment quelques bêtes attaquées,

RAGE OU HYDROPHOBIE.

La rage est une maladie particulière aux chiens, renards , loups , blairaux et chats ; les hommes , les chevaux , les bêtes bovines et ovines , et les porcs ont également la rage , mais ils l'ont toujours par transmission. C'est pendant les chaleurs de l'été principalement que cette terrible maladie se manifeste dans les animaux. On l'appèle hydrophobie (ou crainte de l'eau)

Symptômes chez les chiens. Les symptômes caractéristiques sont : l'abattement, la tristesse, l'inflammation violente de la tête, principalement des yeux qui sont rouges et hagards ; la recherche de l'obscurité ; des accès qui finissent par ne plus lui laisser de repos ; l'envie de mordre, la gueule enflammée, écumeuse, l'aversion pour l'eau. L'animal atteint de cette affection erre çà et là, les oreilles basses et la queue trainante ; sa bouche distille une plus ou moins grande quantité d'écumes et de bave ; il perd la voix totalement, ou elle est tellement enrouée qu'on l'entend à peine. Il en est cependant quelques uns qui aboient comme s'ils n'étaient point malades ; d'autres poussent des hurlements ; souvent le chien quitte son maitre et sa demeure habituelle ; dans ce cas, il divague dans les campagnes, et c'est alors qu'il mord tout ce qu'il rencontre sur son passage. Enfin s'il n'est pas tué il meurt plutôt ou plûtard dans des convulsions affreuses. Les symptômes sont à peu-près les mêmes chez tous les animaux ou bestiaux.

Causes occasionnelles. Cette maladie provient le plus ordinairement de l'insalubrité des alimens putrifiés que les chiens des villes recueillent dans les rues et dans les lieux les plus infects, ainsi que des eaux croupies des auges, des mares, des flaques, des lagunes, que ceux des campagnes sont obligés de boire pendant les grandes chaleurs de l'été, en raison des miasmes putrides qui s'y trouvent et s'en exhalent ; leurs effets s'en développent avec d'autant plus de promptitude dans le chien, qu'il est d'un tempérament extrèmement sec , ne transpirant presque jamais. Les chiens deviennent quelquefois enragés par le chagrin d'avoir perdu leur maître.

Traitement. La cautérisation soit avec le fer rouge ou les caustiques très énergiques est le procédé le plus généralement mis en usage. Il est toujours très prudent et il convient même toujours , en pareille circonstance, d'appeler un médecin ou artiste vétérinaire.

LA GALE OU ROUX VIEUX.

La gale est une maladie de la peau, essentiellement contagieuse. Elle est peu grave, lorsqu'elle n'est pas trop ancienne ; elle est quelquefois même si légère qu'elle cède à des soins de propreté et à quelques préparations émollientes. Tous les animaux domestiques peuvent en être atteints , le cheval , le mouton et le chien en sont beaucoup plus souvent attaqués que les autres animaux.

Symptômes chez le cheval. Elle se montre le plus souvent à l'encolure des chevaux lorsque cette partie chez ces animaux est très développée et pourvue de nombreux plis dans la portion qui supporte la crinière. On apperçoit des vésicules légèrement élevées au-dessus du niveau de la peau , constamment accompagnées de démangeaisons.

Symptômes chez le mouton. La gale apparait ordinairement sur le dos , la croupe et les flancs ; la peau est plus dure et plus sèche , dans les parties galeuses que dans les autres; on sent des grains qui résistent sous le doigt. Elle est couverte d'écailles blanches ou d'une poussière farineuse, de croûtes ou de petits boutons qui sont d'abord rouges et enflammés, et qui prennent ensuite une couleur blanche ou verte. La laine est altérée, cassante sans élasticité; l'animal frappe du pied; mord la toison et se frotte contre les arbres. Tous ces symptômes causent de la démangeaison; mais il y a une autre sorte de gale qui ne démange pas. Elle s'étend promptement sous la laine, et au lieu de la faire tomber, elle la roussit et la feutre, comme si elle avait été foulée.

Symptômes chez les chiens. Elle se présente sous deux formes; 1° éruption miliaire de petits boutons rougeâtres, soit sur tout le corps, soit sur quelques unes de ses parties, telles que les avant bras, le ventre et le plat des cuisses; on l'appèle alors gale rouge; 2° Elle se montre particulièrement sur le dos, caractérisée par des écailles sèches, grisâtres, que l'on remarque entre les poils. On la nomme alors rogne ou roux vieux

Causes occasionnelles. La malpropreté seule peut faire développer spontanément la gale; elle attaque plus ordinairement les animaux qui travaillent beaucoup, qui sont mal nourris, et sont exposés à toutes les intempéries. La grande chaleur du soleil pendant les dix à douze premiers jours après la tonte racornit la peau sur le dos du mouton, et la dispose à la gale. Il faut donc le mettre à l'ombre lorsque le soleil est très ardent pendant ces dix à douze jours.

Les véritables, et j'oserais presque dire, les seules causes de la gale dans les bêtes à laine, comme dans tous les autres animaux domestiques, sont l'ignorance, la paresse, le défaut de soins des bergers, l'incurie et la parcimonie des propriétaires. Un troupeau bien soigné, bien nourri, bien surveillé, n'est jamais attaqué de cette maladie : s'il en parait des signes dans quelques bêtes, un berger intelligent et un propriétaire soigneux y remédient promptement et avant que le mal ait gagné le troupeau.

Traitement. Lorsque la gale attaque les animaux jeunes, sanguins, chez lesquels la démangeaison est très forte, et la gale accompagnée d'une grande inflammation de la peau, il convient de commencer par une ou deux saignées générales, et l'application de lotions émollientes sur les parties du corps affectées; tandis que, dans toute autre circonstance on peut appliquer le traitement dont la formule est ci-après : faites fondre cinq hectogrammes (une livre) de suif en été, ou de graisse en hyver; retirez du feu et mêlez avec le suif ou la graisse, douze décagrammes (un quarteron de livre) d'huile de térébenthine ou plus s'il est nécessaire pour guérir la gale. Frottez ensuite avec cet onguent.

On conseille également l'onguent *de cade* dont on a obtenu les meilleurs succès : il est facile de l'employer; sans couper la laine à l'endroit de la gale, il suffit d'en écarter les flocons pour mettre la partie galeuse à découvert, et on met de cet onguent sur la partie galeuse.

Bien que le tableau que je viens de faire des maladies épizootiques et contagieuses qui affectent le plus ordinairement les animaux domestiques soit on ne peut plus effrayant, il n'est p is moins vrai de dire pourtant qu'il ne faut, pour en prévenir les funestes effets, que quelques précautions de la part du propriétaire. Ces précautions, qui sont toutes simples, je les ai indiquées dans chacune des maladies que j'ai traitées, et se bornent, pour ainsi dire, à celles-ci : 1° Donner aux animaux une nourriture saine ; 2° leur faire boire autant que possible des eaux pures ; 3° isoler complètement, dés le début de la maladie, les bêtes malades de celles qui ne le sont point; 4° éviter, autant que possible, les pâturages situés dans des bas fonds; 5° donner aux animaux un logement propre, commode, aéré, et surtout bien sec; car de tous les différens airs, il n'y en a point en général qui soit plus mal sain pour la santé que l'air humide, tout le reste est réservé à l'habileté et aux soins empressés de MM. les médecins et artistes vétérinaires du lieu.

Je vais maintenant vous entretenir dans un seul chapitre et par article : 1° des devoirs des propriétaires, gardiens ou détenteurs de bestiaux, envers leurs concitoyens, lorsqu'une maladie contagieuse ou épizootique se déclare dans son troupeau, et des peines qu'il encourt s'il néglige ou refuse de les observer; 2° des obligations que la loi impose aux autorités municipales, lorsqu'une maladie contagieuse ou épizootique se déclare dans une commune; 3° des diverses fonctions que doivent remplir les médecins et artistes vétérinaires, lorsqu'ils sont requis par l'autorité municipale.

Les peines attachées à l'infraction de certaines règles paraîtront peut-être trop rigoureuses, mais on s'explique facilement toute la sévérité des divers arrêts, lois et ordonnances, l'orsqu'on réfléchit à l'énormité des pertes qui peuvent résulter, pour toute une contrée, de l'inexécution des mesures ordonnées. Je dois faire remarquer d'avance, que les tribunaux ne peuvent ni remettre, ni modérer ces peines dans l'application qui en est faite à chaque nature de délit. Cela est formellement exprimé dans la loi.

DES DEVOIRS

*Des propriétaires de bestiaux ou d'animaux domesti-
ques atteints ou soupçonnés de maladies épizootiques
ou contagieuses;*

DES OBLIGATIONS *que la loi impose à l'autorité municipale, lorsqu'une maladie contagieuse ou
épizootique se déclare dans une commune;*

DES DIVERSES ATTRIBUTIONS *que la
loi confère aux médecins et artistes vétérinaires.*

Les autorités municipales qui sont chargées de faire
exécuter les arrêts, décrets, lois et ordonnances concernant la police municipale, sont : MM. les Préfets,
les Sous-Préfets, les Maires et les adjoints dans le département; MM. les Préfets de police, et les commissaires de police dans les grandes villes.

L'étendue des mesures que peuvent prendre les autorités municipales peut s'expliquer en ce qui concerne
MM. les Préfets à tout le département; à l'égard de
MM. les Sous-Préfets, à tous les cantons qui composent leur arrondissement; en ce qui regarde MM. les

Maires à un seul ou plusieurs habitants de la commune, ou à la commune entière.

1. Tout propriétaire, gardien ou détenteur de bestiaux ou d'animaux atteints ou soupçonnés de maladies contagieuses, telles que le farcin, la morve, le claveau ou la clavelée, le charbon, la gale etc., est tenu d'en faire sur le champ sa déclaration au Maire de la commune où ils se trouvent, et de les tenir renfermés avant même que le maire ait répondu à sa déclaration. (Arrrêts du parlement du 24 mars 1745; du conseil du 19 juillet 1746; du 16 juillet 1784; article 459 du code pénal).

2. En cas d'infraction à cette disposition, le maire en rédigera un procès-verbal qu'il transmettra à M. le Procureur du Roi de l'arrondissement, pour que le délinquant soit poursuivi et puni correctionnellement de la peine portée par l'article 459 du code pénal (de seize francs à deux cents francs d'amende, indépendamment d'un emprisonnement de 6 jours à 2 mois).

Cet article 459 est ainsi conçu :

Tout détenteur ou gardien d'animaux où bestiaux soupçonnés d'être infectés de maladies contagieuses qui n'aura pas averti sur-le-champ le maire de la commune où ils se trouvent, et qui même avant que le maire ait répondu à l'avertissement, ne les aura pas tenus renfermés, sera puni d'un emprisonnement de six jours à deux mois, et d'une amende de seize francs à deux cents francs.

MODÈLE DE LA DÉCLARATION.

A M. le Maire d. . . . canton d. . . . départ. d. . .

MONSIEUR LE MAIRE ,

Le sieur (nom, prénoms, profession et domicile) a l'honneur de vous informer qu'une de ses brebis (ou plusieurs de ses brebis) est atteinte de la maladie d.. qui est, dit-on, contagieuse, de laquelle déclaration le soussigné vous prie de vouloir bien lui accuser réception.

Agréz, Monsieur le Maire, l'assurance de ma parfaite considération.

Ce premier janvier 1839.

Signature du Propriétaire.

3. Lorsque le propriétaire, gardien ou détenteur d'animaux ou de bestiaux aura déclaré, ou verbalement ou par écrit au maire de sa commune qu'une de ses brebis est atteinte de maladie contagieuse, ce dernier en accusera sur le champ réception au déclarant. (Voir dans le chapitre des modèles).

4. Le maire qui aura reçu la déclaration précitée du propriétaire, gardien ou détenteur d'animaux ou de bestiaux (prescrite par les arrêts du parlement du 24 mars 1745 ; du 19 juillet 1746 ; du 16 juillet 1784 ; article 459 du code pénal) en informera sans délai, le Sous-Préfet de son arrondissement (ou le Préfet, si le troupeau malade ou soupçonné d'être in-

7

fecté, se trouve dans une commune de l'arrondissement chef-lieu). Il nommera sur le champ un médecin, ou artiste vétérinaire de la circonscription (ou le médecin ou artiste vétérinaire le plus rapproché si le personnel des vétérinaires n'a pas encore reçu d'organisation) pour procéder à la visite des animaux.

§ 1er Cette visite qui doit suivre immédiatement la déclaration du propriétaire, et par conséquent sans attendre les ordres de MM. les préfets ou sous-préfets, sera constatée dans un rapport du médecin ou de l'artiste vétérinaire. Le rapport contiendra l'espèce, le signalement, le nombre et l'état réel des animaux ou des bestiaux qui en seront l'objet. (arrêt du 17 juillet 1746).

§ 2me Un double de ce rapport sera adressé par le maire au sous-préfet de l'arrondissement qui en rendra compte desuite au préfet ; l'autre copie sera conservée par le maire pour y avoir recours au besoin.

5. Le maire ne pourra nommer pour expert qu'un vétérinaire breveté dans l'une des écoles royales vétérinaires de France. Cette disposition est formellement ordonnée par l'article 14, titre 2, du décret du 15 janvier 1813, qui porte : « Les médecins vétéri- » naires et maréchaux vétérinaires seront exclusive- » ment employés par les autorités civiles et militaires » pour le traitement des animaux malades ». Ce décret détruit absolument la faculté qui était donnée aux autorités municipales par l'article 2 de l'arrêt du 16 juillet 1785, de choisir leurs experts, à défaut des

vétérinaires, parmi les maréchaux réunissant certaines conditions expliquées par le même article.

6. Les médecins et artistes vétérinaires sont tenus de prêter leur ministère, toutes les fois qu'ils en seront requis par l'autorité municipale, pour examiner les animaux ou bestiaux atteints ou soupçonnés de maladie contagieuse. Ils accompagneront l'autorité municipale dans leurs visites chez les propriétaires, gardiens ou détenteurs d'animaux ou de bestiaux qui, sous aucun prétexte, ne pourront leur refuser l'entrée des écuries, étables, bergeries etc., ni s'opposer à ce qu'ils dressent le rapport mentionné au § premier de l'article 4 (arrêt du conseil du 16 août 1784).

§ 1er Le propriétaire, gardien ou détenteur d'animaux ou de bestiaux, aura le droit d'insérer dans ce rapport tels dires ou observations qu'il jugera à propos.

7. Les médecins ou artistes vétérinaires doivent toujours être accompagnés dans leur visite par l'autorité municipale.

8. Lorsque le vétérinaire aura désigné les bêtes malades et prescrit le traitement à suivre, le maire enjoindra au propriétaire, gardien ou détenteur d'animaux ou de bestiaux de ne pas les laisser communiquer avec d'autres.

§ 1er En cas d'infraction à ces dispositions, le maire en rédigera un procès-verbal qu'il transmettra désuite à M. le procureur du roi de l'arrondissement, pour que l'application des articles 460, 461 et 462 du code pénal soit faite au délinquant selon le cas ; ces articles s'expriment en ces termes :

1° ART. 460. « Seront punis également d'un em-
« prisonnement de deux mois à six mois, et d'une
« amende de 100 fr. à 500 fr. ceux qui, au mépris
« des défenses de l'administration, auront laissé leurs
« animaux ou bestiaux infectés communiquer avec c
« d'autres animaux ou bestiaux ».

2° ART. 461. « Si de la communication mentionnée
« à l'article 460, il est résulté une contagion parmi
« les autres animaux, ceux qui auront contrevenu aux
« défenses de l'autorité administrative, seront punis
« d'un emprisonnement de deux ans à cinq ans et
« d'une amende de 100 fr. à 1000 fr. le tout sans pré-
« judice de l'exécution des lois et réglemens relatifs
« aux maladies épizootiques, et de l'application des
« peines y portées».

3° ART. 462. « Si les délits de police correction-
« nelle, dont il est parlé au précédent chapitre, ont
« été commis par des gardes champêtres ou des offi-
« ciers de police, à quelque titre que ce soit, la peine
« d'emprisonnement sera d'un mois au moins, et d'un
« tiers au plus en sus de la peine la plus forte qui se-
« rait appliquée à un autre coupable du même délit».

9. Les troupeaux dans lesquels il y aura des animaux malades, seront séparément cantonnés en plein
air, ou dans des bergeries particulières suivant les circonstances. (art. 4. de l'arrêt du conseil du 19 juillet
1784).

10. Les lieux du cantonnement ou les bergeries,
seront indiquées par les maires de concert avec les notables des communes et tous les propriétaires des trou-

peaux. (Art. 2 du conseil du 16 juillet 1784 ; décret du 28 septembre 1791 ; ordonnance royale du 27 janvier 1815 ; loi du 6 novembre 1791 ; arrêté du 27 messidor an 5).

§ 1er Les propriétaires qui dérogeraient aux règles prescrites par l'autorité à l'égard de la séquestration ou du cantonnement seront, passibles des peines portées par l'article 23, titre 2, du décret du 6 octobre 1791, et des art. 460, 461 et 462 du code pénal.

11. L'autorité municipale défendra également aux propriétaires d'animaux ou de bestiaux atteints de maladies, de conduire les animaux ou bestiaux dans les pâturages ou abreuvoirs communs, sous peine de 100 fr. d'amende. (Art. 2 de l'arrêt du conseil du 19 juillet 1746).

12. Quand il s'agira d'un troupeau malade, le maire prendra un arrêté pour assigner sur le terrain de parcours ou de vaine pâture, si l'un ou l'autre existent dans la commune, une espace où ce troupeau pourra pâturer exclusivement et le chemin qu'il devra suivre pour se rendre à ce pâturage.

§ 1er Si ce n'est pas dans un pays de parcours ou de vaine pâture, le maire lui enjoindra de ne point faire sortir de ses héritages son troupeau malade. L'arrêté portant désignation de cet emplacement sera publié et affiché dans la commune.

§ 2me En cas d'infraction aux dispositions mentionnées en l'article 12, de la part du propriétaire, le maire en dressera procès-verbal qn'il transmettra sans délai à M. le procureur du roi pour que le délinquant soit poursuivi et puni des peines portées par les lois du 28 septembre-6 octobre 1791.

§ 3ᵐᵉ L'arrêté qui doit être pris à ce sujet par l'autorité municipale a besoin de quelques explications.

§ 4ᵐᵉ Cet arrêté portant désignation du terrain de parcours ou de la vaine pâture n'aura besoin dans aucun cas, de l'approbation du préfet ou du sous-préfet, pour être mis de suite en vigueur ; car, s'il en était autrement, pendant le temps qu'il s'écoulerait entre la demande de l'autorisation à l'adoption, la rédaction, la publication des mesures sanitaires, la maladie aurait eu le temps de se propager et de commencer des ravages qu'il serait toujours bien difficile d'arrêter plûtard ; mais cet arrêté ne peut être obligatoire pourtant qu'autant qu'il aura été suivi des formalités suivantes :

1° En ce qui touche le citoyen d'une commune ; les mesures prises à l'égard de ses bestiaux, ou animaux devront lui être signifiées officiellement par le maire ; un avertissement verbal ne suffirait pas.

2° En ce qui regarde tous les citoyens d'une commune, d'un arrondissement, d'un département, les mesures de police, doivent être publiées dans les communes, les cantons, les arrondissements, le département.

Comme on le voit ici, d'après l'interprétation des décrets, ordonnances etc., les attributions confiées à l'autorité municipale, lorsqu'il règne des maladies contagieuses, sont de la plus haute importance ; elles intéressent en même temps la propriété particulière et générale ; elles sont le point de départ de toutes les mesures sanitaires les plus urgentes. Il faut surtout que MM les maires soient bien convaincus qu'ils ont des pouvoirs discrétionnaires en ce qui touche les mesures à prendre à l'égard des maladies contagieuses, et qu'ils ne tiennent nullement ces pouvoirs de MM. les préfets et sous-préfets ; les autorités supérieures une fois informées des mesures qui auront été prises pourront seulement les approuver si elles sont bonnes, les rejeter si elles sont mauvaises, ou les modifier s'il y a lieu.

13. Tout propriétaire, gardien ou détenteur d'animaux ou de bestiaux, recevra toujours et dans toutes les circonstances, les autorités municipales, et les hommes de l'art qui les accompagnent, pour constater l'espèce de maladie dont les animaux ou bestiaux sont atteints. Il devra répondre à toutes les questions qui lui seront adressées sur le nombre et l'espèce d'animaux ou de bestiaux qu'il possède, n'opposer aucune résistance aux mesures, de quelque nature qu'elles soient, qui seront ordonnées par les experts vétérinaires. (article 1, 3, 4 et 5 de l'arrêt du 16 juillet 1784).

14. Le troupeau atteint de maladie contagieuse qui sera rencontré au pâturage sur les terres de parcours ou de la vaine pâture, autre que celles qui auront été désignées pour lui seul, pourra être saisi par le garde champêtre, et même par toute autre personne ; il sera ensuite mené au lieu qui sera indiqué à cet effet par l'autorité municipale. (article 23, titre 2, du décret du 16 octobre 1791).

(104)

15. Le maître de ce troupeau saisi , sera condamné à une amende de la valeur d'une journée de travail par tête de bêtes à laine, et à une amende triple par tête d'autre bétail. Il pourra en outre suivant la gravité des circonstances , être responsable du dommage que son troupeau aurait occasionné , sans que cette responsabilité puisse s'étendre au-delà des limites de la municipalité. (article 23, titre 2, § 1er, du décret du 16 octobre 1791).

§ 1er A plus forte raison cette amende et cette responsabilité auront lieu si ce troupeau a été saisi sur les terres qui ne sont pas sujettes au parcours ou à la vaine pâture. (article 23, titre 2, du décret du 16 octobre 1791).

16. Ne pourront les propriétaires d'animaux ou de bestiaux , sous quelque prétexte que ce soit , faire conduire dans les pâturages , ni aux abreuvoirs communs, les dits animaux atteints ou soupçonnés de maladies , et seront tenus de les nourrir dans les lieux où ils auront été enfermés , sous peine de 100 fr. d'amende. (article 2 de l'arrêt du 19 juillet 1784).

17. Dès qu'il sera prouvé au maire qu'une épizootie existe dans sa commune , il en informera de suite tous les propriétaires d'animaux ou de bestiaux, par une affiche placée au lieu où se placent de coutume les actes de l'autorité publique , laquelle affiche enjoindra aux propriétaires de déclarer à la mairie le nombre de chevaux, mulets, ânes, moutons, bêtes à cornes etc., qu'ils possèdent, avec désignation d'âge , de taille, de poil, des signes particuliers etc. Copie de ces déclarations sera envoyée au sous-préfet qui la transmettra sur-le-champ au Préfet. (Article 4 de l'arrêt du conseil du 19 juillet 1746).

18. Le maire fera marquer sous ses yeux, toutes les bêtes à cornes de sa commune avec un fer chaud, représentant la lettre M. (Article premier de l'arrêt du conseil du 19 juillet 1746).

§ 1er L'autorité municipale n'a rempli qu'une partie de ses devoirs quand elle a pourvu à tout ce qui concerne les lieux infectés ; elle doit encore faire connaître aux autorités des communes, des cantons, des arrondissemens, du département voisin, l'existence de la maladie, ses caractères, ses voies de transmission. et les mesures qui ont été prises pour en arrêter les progrès. Les autorités voisines ainsi prévenues doivent aussitôt prendre les mesures nécessaires pour fermer tout accès à la maladie, et prévenir ainsi les dangers qui l'accompagnent : les premières mesures que doivent faire prendre les autorités dnas les lieux ou débute la maladie contagieuse, c'est de chercher sur-le-champ à circonscrire, à étouffer le foyer de la contagion, en le cernant de toutes parts.

19. Lorsque l'existence d'une épizootie aura été constatée par le médecin vétérinaire, et que les bêtes atteintes, auront été marquées sous les yeux du maire de la lettre M., les propriétaires, gardiens ou détenteurs ne pourront se dessaisir de ces bêtes, ou les conduire ou faire conduire, soit dans les communes voisines, soit dans les foires ou marchés, sous peine de 500 francs d'amende. Ils ne pourront non plus s'op-

poser, sous quelque prétexte que ce soit, aux fréquentes visites faites à domicile, soit par le Maire, soit par le médecin vétérinaire. (Article premier de l'arrêt du 24 mars 1745; art. 6 de l'arrêt du 19 juillet 1746; arrêt du conseil d'état du 16 juillet 1784).

20. Les propriétaires, gardiens ou détenteurs d'animaux ou de bestiaux, qui feront conduire leurs bêtes en dehors de la commune, seront responsables du fait du conducteur.

21. Tout propriétaire, gardien ou détenteur qui conduira, ou amenera des provinces infectées ou suspectées, des bœufs, vaches ou veaux dans les provinces et pays où les animaux ne soient point encore attaqués des mêmes maux, sous quelque prétexte que ce soit, même de les vendre dans les foires et marchés qui s'y tiendront seront punis de la confiscation des bestiaux et de mille francs d'amende; les contrevenans seront emprisonnés sur-le-champ, jusqu'au paiement de ladite amende. (Arrêt du conseil d'état du 16 septembre 1714).

22. Tout fonctionnaire public ou toute autre personne qui rencontrera sur les chemins une de ses bêtes marquées de la lettre M. devra la conduire ou la faire conduire, sans retard, chez le juge de paix du canton, qui la fera tuer sur-le-champ en sa présence. Articles 5. 6 et 7 de l'arrêt du 19 juillet 1746).

23. Pourront néammoins les propriétaires, gardiens ou détenteurs d'animaux ou de bestiaux en pays infectés, en faire tuer chez eux ou en vendre aux bouchers de leurs communes, mais avec la permission de

l'autorité municipale, et aux conditions suivantes :

1° De faire constater par l'expert vétérinaire que les animaux ou bestiaux ne sont pas malades ;

2° Que le boucher n'entrera pas dans l'étable, bergerie, etc.

3° Qu'il tuera ces animaux ou bestiaux dans les vingt-quatre heures.

4° Que le propriétaire et le boucher seront saisis de la permission par écrit du maire, à l'un de livrer, et à l'autre, (c'est-à-dire au boucher) de tuer les animaux ou bestiaux désignés qu'il aura achetés du propriétaire.

§ 1er Toute contravention aux dispositions de l'article 23 sera punie de 200 francs d'amende. Le propriétaire et le boucher demeurent solidairement responsables. (Article 3 de l'arrêt du conseil d'état du 19 juillet 1746).

24. Quand les bouchers ne tueront pas les animaux dans la commune d'où ils les auront tirés, ils seront tenus de prendre un certificat du propriétaire qui aura vendu les bêtes. Ce certificat visé par l'autorité locale, devra contenir le signalement, le nombre et la disposition des bestiaux achetés, et être remis au maire de la commune où les bestiaux seront conduits pour être tués, à l'effet de constater qu'ils seront tués dans les 24 heures du jour de l'achat, le tout sous peine de 200 francs d'amende pour chaque contravention et par chaque tête de bétail qui n'aurait pas été tué dans les 24 heures. (Article 9 de l'arrêt du conseil du 19 juillet 1746).

25. Lorsqu'une épizootie a régné dans une commune, si le propriétaire de cette même commune conduit son troupeau, à une foire, marché ou une commune voisine, le maire de la commune où se tient cette foire ou marché doit exiger que les conducteurs d'animaux ou de bestiaux exhibent un certificat de santé délivré par le maire de la commune d'où sort le troupeau, ou par le commissaire de police, ou par les gens de l'art, visé par le magistrat. Ce certificat doit contenir 1º le signalement des bêtes ; 2º le nombre ; 3º le pays d'où elles sortent ; 4º attester l'état de bonne santé de ce troupeau.

§ 1ᵉʳ Si le conducteur de bestiaux ou d'animaux n'est pas muni de certificat, les animaux ou bestiaux doivent être visités par l'inspecteur vétérinaire du marché ou foire, qui au moindre soupçon de maladie les fera séquestrer.

§ 2ᵐᵉ Si les animaux doivent être traités, séquestrés, cantonnés, marqués, abattus, ouverts et enfouis; si les étables, écuries, bergeries ou autres lieux doivent être désinfectés, c'est l'autorité municipale qui doit faire mettre à exécution les mesures de police sanitaire, si elle les a ordonnées. (Articles 1, 4, 5, 6 et 14 de l'arrêt du 16 juillet 1784).

26. Les propriétaires d'animaux ou de bestiaux, ou les marchands qui ne seront pas munis de ce certificat, seront punis d'une amende de 200 francs par tête de bétail et de confiscation. (Arrêt du 19 juillet 1746 ; arrêt du 23 messidor an 5, qui confirme cette peine, et rend le propriétaire et l'acheteur solidairement responsables.

27. Mais, si la loi a voulu punir ceux qui ne sont pas munis du certificat précité, elle a du, à plus forte raison, infliger des peines sévères aux magistrats ou autres employés qui en délivreraient de faux. (Article 14 de l'arrêt du 19 juillet 1748.

28. Il est défendu à tous les laboureurs, fermiers, herbagers, ménagers ou autres de quelque état et condition que ce soit, de vendre à aucuns bouchers, tant dans les villes qu'à la campagne, aucuns veaux et génisses au-dessus de l'âge de dix semaines, ni aucunes vaches, qu'elles n'aient dix ans passés ; le tout à peine de confiscation et de 300 francs d'amende pour chaque contravention. (Article premier de l'arrêt du conseil du 14 mars 1745).

29. Défenses sont faites pareillement tant aux bouchers des villes, qu'à ceux répandus dans les campagnes, d'acheter les dits veaux et génisses au-dessus de l'âge de dix semaines, et les vaches qui n'auraient pas fini leur dixième année, pour les tuer, sous peine de confiscation, de 300 francs d'amende, et d'être, en outre, privés de leur état. (Article 2 de l'arrêt du conseil du 14 mars 1745).

30. A l'égard des chevaux atteints de morve et reconnus incurables par le médecin vétérinaire, ils seront abattus par l'ordre du maire, qui transmettra au sous-préfet le procès-verbal de cette opération.

§ 1er Toutefois il sera sursis à l'abattage lorsque le propriétaire requerra qu'une contre visite soit faite par un médecin ou artiste vétérinaire de son choix dûment breveté. Cette contre-visite sera faite contradictoire-

ment en présence du maire et du vétérinaire qui a ordonné l'abattement. En cas de discords, un tiers expert sera nommé par le sous-préfet, ou par le préfet si
l'animal qui fait l'objet de la contre-visite se trouve
dans une commune de l'arrondissement chef-lieu. Si
ce tiers expert déclare que l'animal infecté est incurable, il sera abattu immédiatement. (Article 5 de l'arrêt du conseil du 16 août 1784).

§ 2me Dans tous les cas, les vacations des experts de
l'opération seront à la charge du propriétaire qui aura
demandé la contre-visite. Les vacations seront liquidées
par le maire selon le taux ci-après déterminés.

31. Après l'abattage et l'ouverture des animaux ou
des bestiaux, si les mesures ont été jugées nécessaires
par le médecin vétérinaire, les propriétaires, gardiens,
ou détenteurs d'animaux ou de bestiaux feront procéder sur-le-champ à l'enfouissement des cadavres. Ils seront enfouis dans la journée séparèment avec leur peau
tailladée (coupée en plusieurs morceaux) dans des fosses de 2 mètres 59 centimètres (8 pieds) de profondeur, ouvertes à 97 mètres 45 centimètres (ou 50 toises) au moins des habitations. On les couvrira de toute
la terre sortie de la fosse. (Arrêt du conseil d'état du
10 avril 1714 et arrêt du 30 janvier 1775).

32. Il est pareillement défendu à tous propriétaires
de bestiaux ou autres, de conduire d'un lieu à un autre ou de transporter des peaux ou des cuirs ou autres
matières capables de répandre la contagion, qu'ils ne
soient porteurs de permission par écrit de l'autorité
municipale, ni de contrevenir à aucune des ordonnan-

tes qui seront données et publiées par elle, sous peine de 500 fr. d'amende, ou de telle autre peine portée par les dites ordonnances. (Art. 8 du 1 novembre 1775).

33. Les propriétaires, gardiens, ou détenteurs de bestiaux ou d'animaux devront suivre les règles qui leur seront indiquées par l'expert vétérinaire, pour désinfecter les lieux qui ont été habités par les animaux ou bestiaux malades et les odjets qui ont servi, comme les équipages, harnais, colliers, brosses, étrilles etc. (Article 6 de l'arrêt du 16 juillet 1784).

34. Le maire fera effectuer le transport des bêtes mortes ou abattues au moyen des voitures trainées par des chevaux, mulets, ou ânes. Les voitures qui auront servi à ce transport seront ensuite lavées avec beaucoup de soins à l'eau chaude.

§ 1er Si le propriétaire ne peut faire le transport, le maire en requerra un autre, et même les manouvriers (ou manœuvriers) nécessaires, qui ne peuvent s'y refuser sous peine de 50 francs d'amende. (Article 3 de l'arrêt du parlement du 24 mars 1745).

35. Fait défenses à toutes personnes de tirer des fosses les bêtes, soit entières ou par parties, sous quelque prétexte que ce puisse être, et aux tanneurs ou autres d'en vendre ou acheter les peaux, à peine de 300 francs d'amende. (Article 6 de l'arrêt du parlement du 24 mars 1745).

36. Les écarisseurs doivent être pourvus d'une permission pour exercer leur profession. (Ordonnance du préfet de police du 24 août 1811, article premier).

37. Les écarisseurs, ne pourront sous peine d'être

déchus de leur commission , d'amende ou de telle autre punition qu'il appartiendra, vendre et débiter aucune viande qui proviendra de chevaux, animaux ou bestiaux qui auront été abattus pour être enterrés, (Articles 5 et 9 de l'arrêt du conseil d'état du 16 juillet 1714).

38. Il est expressement défendu de jetter les bêtes mortes ou abattues dans les bois, dans le rivières , ou à la voirie, et de les enfouir dans les établès. cours et jardins sous peine de 300 fr· d'amende et de dommagês intérêts. (Article 6 de l'arrêt du conseil du 16 août 1784 ; article 5 de l'arrêt de la cour du parlement du 24 mars 1745).

39. Les bergeries, étables et écuries dans lesquelles auront séjourné d ès bêtes malades et des chevaux morveux, seront aërées et purifiées à la diligence des maires des communes et du vétérinaire ; les équipages, harnais, colliers etc., seront aussi désinfectés. On se conformera à cet égard, à ce qui sera prescrit par le vétérinaire, le tout sous peine de 500 fr. d'amende. (Arrêt du conseil du 16 août 1786).

40. Il est défendu à tous vétérinaires, maréchaux et autres guérisseurs, sous quelque dénomination que ce soit, de traiter un animal attaqué de la morve ou autre maladie contagieuse, sans en avoir fait la déclaration au maire, sous peine d'être rendu personnellement responsable de tous dommages qui pourraient résulter de leur négligence. (Article 4 de l'arrêt du conseil du 16 juillet 1784).

41. Il est défendu à tous hôteliers, cabaretiers, au

bergistes, laboureurs et autres, de recevoir dans leurs écuries ou étables ou bergeries ordinaires, aucun animal atteint de maladies contagieuses. Dans le cas où il s'en présenterait chez eux, ils sont tenus d'en faire aussitôt leur déclaration à l'autorité municipale. (Article 7 de l'arrêt du 16 juillet 1784).

42. Toute personne est autorisée à dénoncer les contraventions qui pourraient être commises à l'égard des mesures qui auront été ordonnées par l'autorité municipale. Lorsque ces contraventions auront été bien et dûment constatées, le tiers des amendes qui auront été prononcées et qui seront payables *sans déport*, appartiendra au dénonciateur auquel il sera accordé, en outre, une récompense proportionnée au mérite de la dénonciation. Les amendes ne pourront être réputées comminatoires, ni être remises ou modifiées par les juges, sous quelque prétexte que ce puisse être. (Article 10 de l'arrêt du conseil d'état du 16 juin 1784; article 7 de l'arrêt de la cour du parlement du 24 mars 1745;.

43. Toute personne est invitée, au nom de l'intérêt public, à dénoncer l'existence de maladies contagieuses aux autorités locales.

44. L'épizootie passée, le préfet, sur l'avis du sous-préfet, ordonnera l'apposition d'une contre marque qu'il déterminera pour que les bestiaux ou animaux puissent aller pâturer partout ou besoin sera et être vendus. (Arrêts du conseil du 19 juillet 1746 et du 16 juillet 1784).

45. Les contraventions seront constatées par MM.

les Maires , adjoints , commissaires de police , gardes champêtres ou forestiers. Leurs procès-verbaux seront adressés immédiatement à l'autorité judiciaire.

46. Il est ordonné dans les lieux où règne une épizootie où une maladie contagieuse, de tenir tous les chiens à l'attache et de tuer tous ceux qui seraient trouvés errans. (Loi du 19 juillet 1791).

47. Seront punis d'amende depuis 6 francs jusqu'à 10 francs inclusivement, ceux qui auraient laissé divaguer des animaux malfaisans ou féroces, ceux qui auront excité ou n'auront pas retenu leurs chiens lorsqu'ils attaquent ou poursuivent les passants, quand même il n'en serait résulté aucun mal ni dommage. (Article 475 § 7 du code pénal).

48. Seront punis d'une amende de 11 fr. à 15 fr. ceux qui auront occasionné la mort ou la blessure d'animaux ou bestiaux appartenant à autrui, par l'effet de la divagation d'animaux malfaisants ou féroces. (Article 479 . § 2, du code pénal).

49. Tout propriétaire d'un animal (ou de plusieurs animaux) quelle que soit son espèce, qui est atteint de la rage, doit sur-le-champ, en faire la déclaration exigée par la loi au maire ou commissaire de police. (Article 459 du code pénal, et article premier de l'arrêt du conseil d'état du roi du 16 juillet 1784).

Dans ce cas, l'autorité municipale nommera, sans délai, un médecin ou artiste vétérinaire pour visiter l'animal.

50. Le maire (adjoint ou commissaire de police) assité du vétérinaire fera visiter l'animal atteint de la

rage, et prendre tout desuite les mesures que réclameront les circonstances. Si le vétérinaire déclare que l'animal est enragé, il est du devoir du maire de le faire tuer sur-le-champ. (Article 5 de l'arrêt du 16 juillet 1784).

S'il n'y a pas certitude, l'animal devra être attaché et renfermé dans un local d'où il ne puisse s'échapper. Il sera défendu expressément au propriétaire de l'animal de le sortir de ce lieu ; toutefois, l'autorité pourra ordonner que l'animal soit soumis à un traitement convenable.

Si l'animal est trouvé errant sur la voie publique, il devra être tué à l'instant, si le cas l'exige : autrement il sera saisi, maintenu à l'aide d'un collier et attaché dans un lieu clos avec des chaines. Dans ce cas, l'autorité nommera un médecin ou artiste vétérinaire pour visiter l'animal.

Les médecins et artistes vétérinaires ne sauraient trop prendre des précautions lorsqu'ils ont à faire l'autopsie d'un animal enragé. Il est très-prudent qu'ils aient toujours à leur disposition de l'eau et qu'ils lavent avec beaucoup de soins et d'attention les parties qu'ils désirent examiner. Ils doivent s'abstenir, surtout, de toucher le cadavre avec des plaies ou des écorchures aux mains. On assure, à ce sujet, qu'un anatomiste fut attaqué et mourut de la rage pour avoir disséqué le cadavre d'un chien enragé.

51. Dans les cas d'existence de la clavelée dans un troupeau, les autorités devront, pour éviter les dangers de la contagion, ordonner immédiatement l'ino-

culation de ce troupeau, et, si la clavelée prend le caractère épizootique, l'inoculation de tous les troupeaux qui en sont menacés.

Les arrêts, les ordonnances de police sanitaire applicables à la clavelée ne font point mention de cette mesure, dont les rédacteurs du nouveau projet du code rural n'ont pas parlé non plus, mais l'autorité communale, sous-préfectorale, ou préfectorale pourra toujours la faire mettre en pratique si elle le juge convenable, en vertu du décret de l'assemblée constituante des 16-24 août 1790, titre 2, article 3, et du décret de la constituante concernant les biens et usages ruraux et la police rurale du 6 octobre 1791 § 3, titre 1, section 4, article 20.

52. Après avoir fait connaître en détail toutes les grandes mesures d'hygiène publique et de police sanitaire relatives aux maladies contagieuses, j'ai jugé à propos de dire quelques mots sur l'organisation des médecins ou artistes vétérinaires.

DE L'ORGANISATION

Des Médecins et artistes vétérinaires ;

DE LEURS DEVOIRS *lorsqu'ils sont requis par l'autorité municipale ;*

DES HONORAIRES *qui leur sont dús lorsqu'ils exercent leurs fonctions.*

———————

S'il est une mesure sage et digne d'un administrateur éclairé, c'est, sans contredit, l'organisation en circonscription du personnel des vétérinaires qui exercent dans un département. Ainsi organisés ils peuvent concourir à l'exécution des lois et réglements relatifs aux épizooties. Ils prennent alors le titre de médecins ou d'artistes vétérinaires de l'administration.

Les devoirs de vétérinaires sont officieux ou obligatoires : les premiers n'ont pas besoin d'être expliqués ; ces hommes instruits, expérimentés et avant tout bons citoyens, savent très-bien qu'ils doivent faire tourner leur instruction et leurs expériences au profit de tous ; mais il est bon, cependant, de dire quelques mots sur la conduite qu'ils ont à tenir lorsqu'ils sont appelés officieusement par un propriétaire, gardien ou détenteur d'animaux ou de bestiaux.

Le propriétaire, gardien, ou détenteur d'animaux ou de bestiaux fait appeler quelquefois le médecin vétérinaire pour visiter les animaux ou bestiaux malades, ou qu'il croit malades, parce qu'il ignore presque toujours l'espèce de maladie dont ils sont atteints, et le plus souvent encore les formalités qui sont prescrites par la loi touchant les maladies contagieuses. Dans ce cas, le médecin ou artiste vétérinaire, après lui avoir fait connaître la maladie des animaux ou bestiaux, doit lui conseiller de faire, sur-le-champ, la déclaration verbale ou écrite à l'autorité municipale, d'après la formule qui a été donnée plus haut.

Si le propriétaire néglige, ou refuse, malgré cet avertissement officieux, de se conformer à cette formalité, le médecin ou artiste vétérinaire lui doit déclarer formellement que la loi lui défend de traiter des animaux atteints de maladies épizootiques ou contagieuses, sans que l'autorité en soit préalablement instruite, à moins de se rendre lui-même passible de l'amende de 500 fr. affligée par l'article 4 de l'arrêt du 16 juillet 1784 qui s'explique en ces termes : « Défen-
« ses sont faites à tous maréchaux, bergers et autres de
« traiter aucun animal attaqué de maladie contagieuse
« et pestilentielle, sans en avoir fait déclaration aux
« officiers municipaux de leur résidence, lesquels en
« rendront compte sur-le-champ au subdélégué qui
« fera appliquer sans délai, sur le front de la bête ma-
« lade, un cachet en cire verte portant ces mots :

« *Animal suspect*, pour dès cet instant être , les che-
« vaux ou autres animaux qui auront été ainsi mar-
« qués , conduits et enfermés dans des lieux séparés et
« isolés. »

Si la maladie est très meurtrière , et si elle est de
nature à se transmettre subitement par contagion , le
vétérinaire devra même, indépendamment de la déclaration du propriétaire faire connaître de son côté, avec
détail , à l'autorité municipale , la nature , l'espèce de
maladie contagieuse qui s'est déclarée , ses symptômes,
ses moyens de propagation , et enfin les mesures de
police sanitaire qu'il juge convenable d'être mises à
exécution sur-le-champ pour éviter toute espèce de
propagation. Cette déclaration de la part du médecin
ou de l'artiste vétérinaire est du plus haut intérêt, car
en faisant ainsi connaître à l'autorité municipale les
dangers auxquels sont exposés les animaux ou bestiaux bien portans de ses administrés, elle la met en
mesure d'agir immédiatement. L'autorité municipale
assumerait sur elle une bien grande responsabilité , si
une fois avertie de la maladie contagieuse ou épizootique, elle ne prenait pas desuite les mesures qu'il convient en pareil cas.

Quand aux devoirs obligatoires , ils sont imposés
par les ordonnances , décrets etc. , qui concernent les
maladies contagieuses ou épizootiques , on bien ils sont
prescrits , au besoin , selon les circonstances par le
pouvoir municipal.

Lors de l'existence de maladies sporadiques , enzo-
otiques ou épizootiques , contagieuses ou non conta-

gieuses , les médecins et artistes vétérinaires sont commissionnés par les autorités pour se transporter dans ces lieux , s'assurer de la nature de la maladie, rechercher ses causes, en signaler les symptômes et les lésions cadavériques , enfin indiquer les moyens curatifs et les mesures convenables pour en guérir ou pour en préserver les animaux. Le vétérinaire , soit pendant sa mission, soit après l'avoir remplie, doit adresser un rapport à l'autorité. Cette pièce porte le nom de rapport administratif et il se fait sous la forme de lettre. Il doit être, autant que possible, court et précis ; il relatera ce qu'il a vu et bien constaté ; les faits qui y seront mentionnés seront authentiques ; au besoin il pourra s'appuyer d'autres faits puisés dans les auteurs, mais il aura soin de ne citer que ceux qui lui paraîtront bien avérés. A l'égard des mesures sanitaires qu'il pourra faire connaître aux autorités, ce ne sera qu'avec la plus grande réserve qu'il conseillera certaine s grandes mesures aussi onéreuses aux particuliers qu'au gouvernement.

Les médecins et artistes vétérinaires sont tenus de prêter leur ministère toutes les fois qu'il en seront requis par l'autorité municipale, pour examiner les animaux atteints ou suspectés de maladies. (Article 5 de l'arrêt du conseil d'état du 16 juillet 1784).

Ils se transporteront aussi souvent qu'ils le pourront, dans les communes de leurs circonscriptions respectives où il se tient des foires ou marchés d'animaux ou de bestiaux , et visiteront ceux qui seront exposés en vente, afin de signaler au Maire ceux qu'ils rencontreront être atteints de maladies contagieuses ou épizootiques.

Ils ne doivent jamais, pendant leur mission, se présenter chez les propriétaires d'animaux ou de bestiaux, sans être accompagnés par l'autorité municipale qui, au besoin se fait prêter main forte pour faire ouvrir les écuries, les étables. les bergeries ou autres lieux qui renferment les bestiaux ou les animaux atteints ou soupçonnés de maladies.

Au milieu des réquisitions, sommations faites par l'autorité municipale, les vétérinaires doivent toujours être spectateurs paisibles ; leurs devoirs, leurs obligations ne sont que de visiter, estimer les animaux vivants, de faire l'ouverture des cadavres, s'il y a lieu ; de se livrer à toutes les recherches qui leur sont suggérées par les circonstances dans le cours de leurs opérations, et de remettre sur-le-champ, s'il est possible, leur rapport à l'autorité municipale qui fera exécuter ensuite, si elle le juge convenable, les mesures qu'ils auront indiquées.

Les médecins et les artistes vétérinaires chargés de ces missions, parfois assez délicates et difficiles, doivent agir avec la plus grande attention ; ils doivent voir, toucher, bien examiner, à plusieurs reprises, s'il le faut, afin d'être bien sûrs, et de pouvoir se prononcer avec une certitude complette. L'incertitude, en pareille circonstance, peut occasionner les plus fâcheux résultats.

Toutes les fois que les médecins et les artistes vétérinaires sont requis pas MM. les Préfets, les Sous-

Préfets ou les Maires, de se rendre dans les communes de leur circonscription, il leur est alloué une indemnité de 4 francs par vacation de 3 heures.

Les médecins et les artistes vétérinaires ne pourront jamais demander plus de deux vacations par jour.

Au delà de deux myriamètres (2 lieues ou 10,000 mètres) il leur sera alloué pour chaque myriamètre une indemnité de 4 francs pour frais de déplacement.

Le montant des vacations sera imputé sur les fonds départementaux. Il sera ordonnancé sur le vû d'un état produit par le vétérinaire, (en double expédition dont une sera toujours sur papier timbré), certifié véritable par le maire et visé par le Sous-Préfet.

Je vais formuler ci-après à MM. les Maires, les divers actes qu'ils ont à dresser en cas d'existence de maladies épizootiques et contagieuses.

FORMULES

Des divers actes que MM. les maires ont à dresser en cas de maladies épizootiques ou contagieuses.

L'autorité municipale a trois espèces de certificats à délivrer, en temps de maladies épizootiques ou contagieuses.

1° AUX PROPRIÉTAIRES dont les animaux ou bestiaux sont sains et exempts de la maladie régnante, pour les conduire dans les foires ou marchés ; dans cette circonstance il peut être conçu en ces termes :

Le Maire de la commune de. , . canton de. . . . arrondissement de . . . département de. . . . . . certifie que les bœufs (vâches, taureaux, génisses, etc.) du sieur. . . . . sont sains; qu'ils sont restés dans cette commune plus de *quarante* jours, et qu'il ne règne aucune maladie parmi les bestiaux de la dite . commune; ces bœufs (vâches, taureaux, etc.,) sont de l'âge de. . . . . et signalés comme ci-dessous.

(Suit le Signalement)

Enfoi de quoi, etc.   Ce premier janvier 1839.

(*Signature du Maire*).

Ce certificat est remis par le vendeur à l'acheteur ; ce dernier est tenu de le représenter à toute réquisition

légale , et de le présenter partout où on l'exigera. Si
c'est un boucher, il doit ête tenu de faire abattre les
animaux ou les bestiaux dans les 24 heures.

2° Aux Bouchers des communes environnantes,
lorsqu'ils exhibent leurs patentes et qu'ils n'achettent
que des animaux ou des bestiaux sains ; voici le modèle de certificat qu'on peut adopter à ce sujet.

Nous maire de la commune de. . . . . . canton
de. . . . . arrondissement de . . . . département
du. . . . certifions que les bêtes dont le signalement
est ci-dessous , appartenant au sieur. . . . ont été
visitées par M. . . . médecin vétérinaire de la commune de. . . . lequel nous a déclaré ne reconnaître
aucun symptôme de la maladie régnante , et qu'ils peuvent sans crainte être vendues au sieur. . . boucher,
de la commune de . . . . pour la consommation de
la ville de. . . dans laquelle il réside.

(Suit le Signalement).

En foi de quoi etc.   Ce premier janvier 1839,

Signature du maire

3° Aux Propriétaires dont les animaux ou les bestiaux ont été abattus pour cause de suspicion, afin de
leur permettre de transporter la chair de ces animaux
et de la débiter s'il y a lieu. Cet acte sera ainsi dressé:

Le maire de la commune de. . . canton de. . . .
arrondissement de. . . département du. . . certifie
que la viande de bœuf (vâche , taureau, etc.) consis-
tant en (désignation des pièces) conduite par le sieur. .
de la commune de. . . chargé de remettre le présent

certificat à l'autorité de la commune de . . . . (où la viande doit être vendue) provient d'un animal en parfaite santé, lequel a été abattu en ma présence, et devant M. . . . médecin vétérinaire commis par M. le préfet, à l'effet de contater l'état de tous les animaux de la commune de. . . qui, aux termes de l'ordonnance du. . . doivent être sacrifiés,

En foi de quoi, etc.   Ce premier janvier 1839,

Signature du maire.

LETTRE à MM. les Maires des communes voisines de celle où une maladie épizootique ou contagieuse vient de se déclarer.

Ce premier janvier 1839,

MONSIEUR ET CHER COLLÈGUE,

J'ai l'honneur de vous informer que la maladie du. . s'est manifestée dans le troupeau du sieur . . . . . de ma commune, au quartier de. . . . . ; elle présente (faire connaitre, 1° les caractères de la maladie ; 2° ses voies de transmission ; 3° les mesures qui ont été prises pour en arrêter les progrès). Je m'empresse, M. et cher Collègue, de vous en prévenir afin que vous puissiez, de votre côté, prescrire au sujet de cette maladie, toutes les mesures que vous jugerez convenables.

Agréez, etc.   (Signature du Maire).

Même lettre d'un Maire, pour faire connaître l'existence de la maladie, à MM. les Préfet ou Sous-Préfet.

ACCUSÉ RÉCEPTION *d'un maire à un propriétaire d'animaux ou de bestiaux, au sujet d'une brebis (ou plusieurs) atteinte ou soupçonnée d'une maladie épizootique ou contagieuse.*

Ce premier janvier 1839, à dix heures du matin, par devant nous maire de la commune d . . . . s'est présenté le sieur (nom, prénoms, profession et domicile) lequel nous a déclaré qu'une de ses brebis (ou plusieurs de ses brebis) était atteinte de la maladie du. . . . et requis acte de sa déclaration.

Agréez, etc.

Signature du Maire.

LETTRE *d'un Maire au médecin vétérinaire de la circonscription pour le prier de se rendre au plutôt dans sa commune pour visiter le troupeau du nommé. . . . qui est atteint d'une maladie contagieuse.*

Monsieur le Médecin Vétérinaire,

Le sieur· · propriétaire à, · · m'ayant déclaré que son troupeau est atteint de la maladie du claveau, je vous prie de vouloir bien vous transporter, le plutôt possib'e, dans ma commune, pour visiter ce troupeau et faire un rapport sur l'état de la maladie, pour que je puisse prescrire les mesures nécessaires à ce sujet.

Recevez, Monsieur le médecin vétérinaire, etc.

Signature du Maire.

LETTRE *d'un Maire à M. le Sous-Préfet de l'arrondis- sement de. . . . (ou à M. le Préfet si c'est le Maire d'une commune de l'arrondissement chef-lieu) pour l'informer qu'une maladie épizootique ou contagieuse s'est manifestée dans sa commune.*

Monsieur le Sous-Préfet ,

J'ai l'honneur de vous informer que le nommé. . . propriétaire de ma commune, s'est présenté aujour- d'hui devant moi pour déclarer qu'une de ses brebis (ou plusieurs de ses brebis) était atteinte de la mala- die du claveau·

Je me suis empressé de mander l'artiste vétéri- naire de la circonscription pour procéder à la visite des animaux malades, afin d'être à même, d'après son rapport, de prescrire les mesures nécessaires pour em- pêcher que le troupeau malade communique avec les autres troupeaux de ma commune. Je vous ferai par- venir au plutôt une copie du rapport de l'artiste vété- rinaire et vous ferai connaître les dispositions qui au- ront été prises pour empêcher la propagation de la maladie.

Recevez, Monsieur le Sous-Préfet, etc.

Signature du Maire.

LETTRE *d'un maire à un médecin vétérinaire au sujet d'un chien enragé.*

Monsieur le Médecin Vétérinaire,

Aujourd'hui à dix heures du matin, un chien enragé est entré dans la ville par la rue de. . . . ayant rencontré des chiens errants sur son passage, il s'est jetté dessus, les a foulés et mordus. M. . . . . . propriétaire de l'un d'entr'eux, voulant sauver son chien des coups de dents du chien étranger, a été mordu à la jambe par celui-ci. Ce chien a ensuite été tué sur la place du. . . . . . . plusieurs personnes prétendent que cet animal était atteint d'hydrophobie (ou rage).

Je vous prie, Monsieur, de vouloir bien faire l'ouverture de ce chien, constater s'il était véritablement enragé, à l'effet que je puisse faire prendre les mesures de précautions que vous voudrez bien m'indiquer à l'égard des chiens qui ont été foulés ou mordus.

Agréez, etc.

Signature du Maire.

De la Garantie Conventionnelle que l'acheteur a droit d'exiger de son vendeur.

La garantie conventionnelle est une conséquence naturelle du principe que tout individu est maître de disposer de sa propriété selon sa volonté, pourvu qu'il ne porte préjudice à personne.

L'acheteur a donc toujours en sa puissance un moyen d'exiger une garantie conventionnelle écrite, c'est en payant le prix ou partie du prix de l'animal acheté, d'exiger un reçu du vendeur et de mettre sur le reçu que l'animal est garanti de tous les vices prévus par la loi du 20 mai 1838, pendant 30 jours pour les cas de fluxion périodique des yeux (ou fluxion lunatique) et d'épilepsie (mal caduc ou haut mal), et pendant neuf jours pour tous les autres cas.

La garantie conventionnelle doit toujours être faite par écrit, parce qu'en général la preuve par témoins n'est plus admise quand le prix de l'objet vendu excède la somme de 150 fr. (Art. 1341 du code civil).

L'acheteur peut donc exiger un reçu conçu en ces termes :

Je déclare avoir reçu de M. . . . propriétaire à . . la somme de deux cents francs pour un mulet que je lui ai vendu le vingt-cinq de ce mois, et que je lui ai garanti, pendant trente jours pour le cas de fluxion périodique des yeux ou pour l'épilepsie, (mal caduc ou haut mal). Ce sera pour neuf jours pour tous les au-

11

tres cas réputés vices rédhibitoires par la loi du 20 mai 1838.

Fait à. . . . . . . , le. . . .

Signature du vendeur.

Autre Billet de Garantie Conventionnelle.

Je soussigné. . . . . déclare par le présent avoir vendu le vingt-cinq mai 1839, moyennant le prix et somme de. . . . . . un bœuf que je garantis, sans préjudice des autres cas rédhibitoires, spécialement de la pthysie pulmonaire ou vieilles courbatures. La toux dont l'animal est affecté, étant dûe à une cause légère, devra avoir disparu dans le délai de quinze jours, et, à cet effet, nous confions l'animal, d'un commun accord, à M. . . . . médecin vétérinaire de la commune de. . . . .

Si, à l'époque ci-dessus désignée, la toux continue la résolution de la vente sera de plein droit, sans autre forme que la déclaration de l'expert qui a été désigné par nous.

Fait à. . . . , le. . . . .

Signature du vendeur.

Du Refus de la garantie légale par le vendeur

Mais si l'acheteur peut étendre la garantie que la loi lui accorde, en demandant que certains vices que la loi ne garantit pas , soient garantis d'une manière conventionnelle , il est juste aussi que le vendeur ne soit pas astreint à la garantie légale, quand il prévient d'avance qu'il ne garantit rien à l'acheteur. Aussi , quand le vendeur prévient qu'il vend sans aucune garantie, la garantie cesse de plein droit pour l'acheteur.

Dans ce cas, comme la loi est en faveur de l'acheteur , il convient au vendeur de prendre des mesures pour pouvoir prouver au besoin qu'il a vendu sans garantie ; il doit exiger de l'acheteur un écrit portant que la vente a été faite sans garantie.

Cet écrit peut être conçu en ces termes :

MODÈLE

de Billet de non-garantie fait par l'acheteur.

Je soussigné . . . . déclare par le présent avoir acheté le vingt-cinq janvier 1839 , du sieur. . . propriétaire (ou marchand de bestiaux) de la commune d. . . . un cheval (ou mulet) dont le signalement suit : (mettre le signalement du cheval ou mulet).

Lequel cheval (ou mulet) est accepté à mes risques et périls , sans garantie pour les vices rédhibitoires reconnus par la loi , et pour tout défaut quelconque.

Fait à. . . . . . le. . . . .

Signature de l'acheteur

ORDONNANCE *du Préfet de police de Paris, concernant la Clavelée, dont il sera facile d'adapter à toutes les localités les sages dispositions qu'elle renferme. J'ai cru la devoir rapporter ici textuellement.*

Paris, le 16 vendémiaire an 10 (8 octobre 1801).

LE PRÉFET DE POLICE,

Vu les articles 25 et 53 de l'arrêté des consuls du 12 messidor an 8 (1er juin 1800), et celui du 3 brumaire an 9 (25 octobre 1800), ordonne ce qui suit :

ART. 1er Dans les communes rurales du département de la Seine, et dans celles de Saint-Cloud, Sèvres et Meudon, département de Seine-et-Oise, les propriétaires ou dépositaires de moutons atteints du claveau, sont tenus d'en faire la déclaration aux Maires de leurs communes respectives, et d'en indiquer exactement le nombre, sous peine de cent francs d'amende.

ART. 2. Pour s'assurer si les propriétaires ou dépositaires de moutons, se sont conformés à l'article précédent, tous les troupeaux seront visités, en présence du Maire, par des experts nommés à cet effet.

ART. 3. Les troupeaux dans lesquels il y aura des animaux malades, seront séparément cantonnés en plein air, ou dans des bergeries particulières, suivant les circonstances.

Les lieux du cantonnement ou les bergeries, seront indiqués par les maires, de concert avec les notables des communes et les propriétaires des troupeaux.

Art. 4. Il est expressèment défendu de laisser vaguer les moutons malades, dans les parcours et sur les routes, et de les laisser communiquer avec les moutons qui sont sains.

Art. 5. Les troupeaux de moutons atteints du claveau, qui seront rencontrés au pâturage, sur les terres de parcours ou de vaine-pâture, autres que celles destinées pour le cantonnement, pourront être saisis par les gardes champêtres, et même par toute autre personne, et conduits dans l'endroit qui sera indiqué par le maire.

Art. 6. Il est défendu d'amener sur les marchés de Sceaux et de Poissy, et à la foire de Saint-Denis, des moutons atteints du claveau, à peine de 300 francs d'amende.

Art. 7. Les moutons amenés sur les marchés de Sceaux et de Poissy et à la foire de Saint-Denis, seront visités par des experts avant leur exposition en vente sur les dits marchés.

Art. 8. Si en contravention aux deux articles précédents, des moutons atteints du claveau sont amenés sur les marchés, ils seront traités dans des endroits particuliers aux frais des propriétaires.

Art. 9. Les moutons qui pourront être soupçonnés atteints du claveau, soit pour avoir fait partie d'un troupeau infecté de cette maladie, soit pour avoir communiqué avec un troupeau malade, seront renvoyés dans les lieux d'où ils auront été amenés.

Art. 10. Lors du renvoi des moutons les propriétaires ou conducteurs devront prendre toutes les précautions nécessaires pour les empêcher de communiquer avec les moutons sains, soit sur les routes, soit dans les bergeries.

ART. 11. Les bergeries et autres lieux dans lesquels auront séjourné des troupeaux de moutons atteints du claveau, ne pourront servir qu'après avoir été désinfectés, sous la surveillance des maires, d'après les procédés qui ont déjà été décrits.

ART. 12. Les moutons morts du claveau seront enfouis, dans le jour, avec leurs peau et laine, *à un mètre trente-quatre centimètres* (quatre pieds) de profondeur, hors de l'enceinte des communes et en observant à cet égard la distance voulue par les instructions sur cette matière ; le tout aux frais des propriétaires.

ART. 13. Il sera pris envers les contrevenans aux dispositions qui précèdent, telles mesures administratives qu'il appartiendra, sans préjudice des poursuites à exercer contre eux devant les tribunaux, conformément à la loi du 16 octobre 1791 et aux arrêts du 19 juillet 1746, 23 décembre 1778 et 16 juillet 1784.

ART. 14. La présente ordonnance sera imprimée ; elle sera publiée et affichée dans Paris, dans les communes rurales du département de la Seine, et dans celles de Saint-Cloud, Sèvres, Meudon et Poissy.

Les Sous-Préfets de Sceaux et de Saint-Denis, les maires et adjoints dans les communes rurales et dans celles de Saint-Cloud, Sèvres, Meudon et Poissy, les commissaires de police de Paris, les officiers de paix, les commissaires des halles et marchés et les autres préposés de la préfecture de police, sont chargés cha-

cun en ce qui les concerne , de tenir la main à son exécution.

Le général commandant la première division mili-
taire , le général commandant d'armes de la place de
Paris et le chef de la première division de gendarmerie , sont requis de lui prêter main forte

Le Préfet ,

Signé DUBOIS·

ARRÊTÉ *pris par M. le Sous-Préfet de Montreuil (Pas-
de-Calais) le 20 octobre 1815 , pour défendre la vente
de la viande attaquée de maladies épizootiques.*

NOUS SOUS-PRÉFET DE·

Informé que quelques particuliers , avides de gain ,
livrent à la consommation la chair des moutons attaqués de maladie épizootique, et voulant prévenir les
inconvéniens qui peuvent en résulter ;

ARRÊTONS ce qui suit :

ART. 1er A compter de la publication du présent et
jusqu'à ce qu'il en soit autrement ordonné , il est défendu aux bouchers forains d'introduire dans la ville
de (ou les villes de), de la viande de moutons abattus *extrà muros.*

ART. 2· Aucun mouton vivant ne pourra être introduit en ville , sans avoir préalablement été visité et reconnu sain,

Art. 3. Les troupeaux des bouchers de la dite ville (ou des dites villes) seront visités deux fois chaque semaine; toute bête reconnue malade sera mise a part, et marquée d'un fer portant la lettre M; et elle ne pourra être abattue avant sa guérison et l'application d'un fer constatant son état de santé et portant une S. pour empreinte.

Art. 4. Le maire de la ville de (ou des villes de) indiquera un jour de la semaine et un local pour l'abattage des moutons. Ceux de ces animaux qui seront destinés a la consommation de la semaine y seront réunis, visités et marqués de la marque de santé avant que d'être tués. Un agent de police sera désigné pour veiller à ce qu'aucun mouton ne soit substitué à ceux visités.

Art. 5. Les bouchers de la ville de (ou des dites villes) seront tenus d'abattre tous les animaux qu'ils ont actuellement, avant d'en introduire d'autres en ville, et lorsque les troupeaux seront épuisés et qu'ils voudront les renouveller, ils en feront la déclaration, et les moutons qu'ils auront acquis seront visités a la porte de la ville, avant d'être introduits.

Art. 6. Tous les moutons qu'on amènera aux marchés seront visités a la porte de la ville (ou des villes) avant d'être introduits; Ceux parmi lesquels on remarquera des indices de l'épizootie ne seront pas admis a entrer.

Art. 7. Le présent arrêté sera soumis à M. le préfet, néanmoins et attendu l'urgence, il sera provisoirement exécuté, et tout contrevenant sera livré au

tribunal de police correctionnelle , pour se voir con-
damner aux peines établies par le code contre les in-
fracteurs des réglemens de police.

Signé le Sous-Préfet de. . . . .

Dans le département de la Seine , le Préfet de police
publie annuellement une ordonnance concernant les
chiens , et il serait à désirer que dans toutes les communes ou du moins dans toutes les villes il en fut ainsi.
Une mesure aussi simple que sage , pourrait préserver
de graves accidens , malheureusement trop fréquents.

Je vais transcrire ici cette ordonnance comme pouvant également servir de modèle au besoin.

Paris , le 1er mai 1836.

Nous Conseiller d'État , Préfet de Police,

Considérant que des inconvéniens fâcheux , sont occasionnés chaque jour , par suite de la grande quantité
de chiens circulant sur la voie publique , et de la négligence que les propriétaires de ces animaux appor-
tent à se conformer aux ordonnances de police ; que
des chiens atteints de la rage peuvent occasionner les
accidents les plus déplorables ; que ce danger, toujours
plus grave pendant l'été , doit éveiller toute notre sollicitude , et qu'il importe de prendre des mesures
pour les faire cesser et remplir ainsi les obligations
qui nous sont imposées par les numéros 1 , 5 et 6 de
l'article 3 , titre XI , de la loi des 16-24 août 1790 ;

12

Considérant, en outre, qu'il est souvent difficile de découvrir les personnes qui négligent l'observation des réglemens concernant les chiens, et qu'il est essentiel que l'administration ait un moyen sûr de les connaître, soit pour faire prononcer contr'elles les peines qu'elles auront encourues, soit pour fournir à ceux qui sont victimes d'accidens les moyens d'obtenir les dommages-intérêts auxquels ils ont droit ;

Considérant que plusieurs réclamations nous ont été adressées contre les personnes qui entretiennent dans l'intérieur des maisons un nombre de chiens tel, que la sûreté et la salubrité des habitations voisines se trouvaient compromises ; que ce cas a déjà été prévu par l'ordonnance de police du 21 mai 1784, qui défend d'élever des chiens dans l'intérieur des faubourgs de Paris ;

Vu 1° la loi des 16 et 24 août 1790 ;

2° Les articles 317, 320, 475 § 7 et 479 § 2 du code pénal, et l'article 1385 du code civil ;

3° Les arrêtés du gouvernement des 12 messidor an VIII et 3 brumaire an XI ,

4° L'ordonnance du 20 mai 1835 ;

Ordonnons ce qui suit :

Art. 1er Les dispositions de l'ordonnance de police du 21 mai 1784 précitée, qui défendent d'élever des chiens dans Paris, sont applicables à toutes personnes qui entretiennent dans l'intérieur des maisons un nombre de chiens tel, que la sûreté et la salubrité des habitations voisines se trouveraient compromises.

Art. 2. Il est défendu dans tous les temps, de laisser vaguer des chiens sur la voie publique, s'ils ne sont pas muselés.

Ils devront, en outre, avoir un collier, soit en métal, soit en cuir garni d'une plaque de métal, où seront gravés les nom et demeure des personnes auxquelles ils appartiendront.

Art. 3. Les chiens devront être tenus muselés dans l'intérieur des magasins, boutiques, ateliers et autres établissements ou lieux quelconques ouverts au public, même lorsqu'ils y seront à l'attache.

Art. 4. Il est défendu aux entrepreneurs et conducteurs de messageries, diligences et autres voitures publiques, de souffrir dans les voitures des chiens non muselés.

Art. 5. Il est enjoint aux marchands forains, aux blanchisseurs et autres voituriers et charretiers qui sont dans l'usage d'amener des chiens avec eux, de les museler et de les tenir attachés de très court, ou avec une chaine de fer, sous l'essieu de leurs voitures.

Il est également défendu d'atteler ou d'attacher des chiens aux voitures trainées à bras.

Art. 6. Il est défendu d'amener dans l'intérieur des abatoirs des chiens autres que ceux des conducteurs de bestiaux ; ces chiens devront être muselés lorsqu'ils seront dans les établissements.

Art. 7. Les mesures prescrites pour la saisie et la destruction des chiens errants seront rigoureusement exécutées.

Elles seront applicables aux chiens pour lesquels

ne se conformerait pas aux dispositions prescrites par la présente ordonnance.

Art. 8. Les contraventions seront poursuivies conformément aux articles 475 et 478 du code pénal, et, en cas d'accidens, déférés au tribunal de police correctionnelle.

Art. 9. La présente ordonnance sera imprimée, publiée et affichée, tant à Paris que dans les communes rurales du département de la Seine, et dans celles de Sèvres, Saint-Cloud et Meudon.

Le commissaire chef de la police municipale, les commissaires de police, la garde municipale, le directeur de la salubrité et l'inspecteur général des halles sont chargés d'assurer son exécution.

Les Sous-Préfets de Sceaux et de Saint-Denis, les Maires et les Commissaires de police des communes rurales, sont spécialement chargés de veiller à ce que ces dispositions soient exécutées en ce qui les concerne, dans leurs communes respectives.

Le Conseiller d'Etat, Préfet de Police,

Signé GISQUET,

Il ne me reste plus maintenant qu'à donner ici la copie des divers arrêts, décrets, lois, etc., qui régissent la matière.

ARRÊTS,

DÉCRETS, LOIS ET ORDONNANCES,

Sur les maladies épizootiques ou contagieuses, depuis le 10 avril 1714 jusqu'au 27 janvier 1815.

ARRÊT *du Conseil d'État du Roi, du 10 avril 1714.*

ARTICLE UNIQUE· Le Roi ayant été informé que, dans les lieux du royaume où les bestiaux sont attaqués de maladies, la plupart des propriétaires abandonnent dans la campagne et sur les chemins, ceux qui meurent, après en avoir fait arracher et enlever les peaux ; et sa majesté voulant prévenir le mal qui pourrait en arriver ; ouï le rapport du sieur DESMARETZ, conseil ordinaire au conseil royal, contrôleur général des finances, sa majesté, étant en son conseil, a ordonné et ordonne que tous les propriétaires de bœufs, vâches, moutons, brebis et agneaux, chèvres, boucs et autres bestiaux, qui viendraient à mourir, soit dans leur maison où à la campagne, seront tenus de les faire mettre sur-le-champ dans la terre jusqu'à trois pieds de profondeur, sans pouvoir en prendre ni enlever les peaux, sous quelque prétexte que ce soit, le tout à peine de *cent* livres d'amende pour chaque contravention, applicable moitié au dénonciateur et l'autre au profit de l'hôpital le plus voisin, et de peine afflictive, en cas de récidive; sans préjudice de l'amende qui sera de *deux cents* livres, applicable comme ci-dessus; enjoint sa majesté aux sieurs intendans et commissaires départis dans les provinces et généralités du royaume, et à tous officiers royaux ou autres, de tenir la main à l'exécution du présent arrêt.

Fait au conseil d'Etat du Roi etc. le 10 avril 1714.

Signé : ————

————

ARRÊT *du Conseil du 16 septembre 1714, à l'égard des foires ou marchés où l'on vend des bestiaux.*

Le roi, ayant été informé que la communication des maladies des bestiaux d'une province à un autre, ou même des lieux infectés d'une province dans d'autres de la même province qui ne l'étaient pas, s'est faite principalement à l'occasion des foires et marchés, par le mélange des animaux malades avec les sains, lesquels s'étant répandus en divers lieux, y ont porté les mêmes maux qu'ils avaient pris; et sa majesté voulant empêcher la continuation d'une communication si dangereuse, et en même temps prendre les précautions convenables pour conserver la liberté des foires nécessaires au commerce et à la subsistance des peuples, en

sorte néanmoins que l'on n'y puisse conduire des bêtes infectées ou suspectes : ouï le rapport du sieur
Desmaretz, conseiller ordinaire au conseil royal ,
contrôleur général des finances ; sa majesté, étant en
son conseil, a fait très-expresses inhibitions et défenses à tous marchands , bourgeois et autres , de quelque
qualité et condition qu'ils puissent être, de conduire ,
amener, vendre ni exposer en vente aucuns bœufs, vaches, ni veaux, de quelque province ou pays qu'ils
puissent être, dans les foires et marchés de Brie, Gâ-
tinois, Morvant et autres, où les dites maladies ont
cours, suivant les ordonnances particulières qui seront
rendues par les sieurs intendans ou commissaires départis; fait, sa majesté, pareilles défenses à toutes personnes de conduire, ni d'amener des dites provinces
infectées ou suspectées, aucuns bœufs, vaches, ni
veaux, dans les provinces et pays où les bestiaux ne
sont point encore attaqués des mêmes maux, sous
quelque prétexte que ce soit, même de les vendre dans
les foires et marchés qui s'y tiendront, le tout à peine
de confiscation de bestiaux et de mille livres d'amende
contre chacun des contrevenants, qui seront emprisonnés sur-le-champ, jusqu'au paiement de la dite amende;
veut néanmoins, sa majesté, que les dites défenses
n'aient lieu que jusqu'au 15 novembre prochain; enjoint, sa majesté, aux sieurs intendans et commissaires départis, aux juges des lieux , et à tous autres officiers qu'il appartiendra, de tenir la main à l'exécution du présent arrêt, qui sera publié et affiché partout où besoin sera, à ce que personne n'en ignore.

Fait au conseil d'Etat du Roi, sa majesté y étant, tenu à Fontainebleau, le 16 septembre 1714.

Signé : PHÉLYPEAUX.

ORDONNANCE DU ROI *du 6 janvier 1739, sur les précautions à prendre sur les frontières, à l'égard des maladies contagieuses qui se sont répandues dans une partie de la Hongrie et provinces voisines.*

Sa majesté étant informée que les maladies contagieuses qui se sont répandues dans une partie de la Hongrie et provinces voisines, ne sont pas encore cessées, elle a jugé nécessaire de prendre les précautions qu'exigent la sûreté et la conservation de ses sujets, en ies préservant autant que possible, de toute communication suspecte; et, en conséquence, elle a ordonné et ordonne ce qui suit :

ART. 1er Tout commerce et négoce de bestiaux et marchandises, de quelque espèce que ce soit, venant des dits pays, ou qui y auront passé, sera et demeurera interdit et suspendu, jusqu'à ce qu'autrement, par sa majesté, ait été ordonné; sans que, sous quelque prétexte que ce soit, elles puissent être reçues dans le royaume.

ART. 2. Pour prévenir les inconvéniens que cette interdiction pourrait occasionner dans le commerce d'entre les sujets de sa majesté, et ceux des pays où la santé des bestiaux n'est point altérée, veut, sa majesté, que les négociants, commerçants, voituriers et tres qui voudraient faire entrer des marchandises d'Allemagne et pays en dépendant, autres que ceux qui sont attaqués de la contagion, soient tenus de rapporter des certificats de santé, expédiés en bonne et dûe forme par les magistrats du lieu d'où les dits bestiaux seront partis, et où les dites marchandises auront été fabriquées ; lesquels certificats seront présentés, à l'entrée du royaume, aux commandants ou magistrats, pour être par eux visés ; à faute de quoi, il ne leur sera pas permis de continuer leur route.

ART. 3. Aucun voyageur, passager ou autre venant d'Allemagne, ne sera pareillement admis à entrer dans le royaume sans un pareil certificat de santé, visé des commandants ou magistrats de la première ville de la frontière qui se trouvera sur leur route.

ART. 4. Ces précautions seront exactement observées en Flandre, en Hainault, dans les évêchés, sur la frontière de la Champagne, en Alsace, en Comté, en Bresse, Bugey, Valromey et pays de Gex, en Dauphiné et en Provence, sans qu'aucun marchand, voiturier ou voyageur, venant directement ou indirectement d'Allemagne, puisse être dispensé de rapporter les dits certificats ; voulant, sa majesté, que ceux qui n'en seront pas munis, soient obligés de retrograder comme suspects.

ART. 5. Quand aux officiers qui ont fait la dernière campagne en Hongrie, et qui ont fait depuis une quarantaine en pays non suspects, sa majesté trouve bon qu'en rapportant un certificat authentique des magis-

13

trats du lieu où ils auront fait la dite quarantaine , l'entrée du royaume leur soit permise.

Mande et ordonne , sa majesté , à tous gouverneurs et ses lieutenants généraux en ses provinces frontières, aux gouverneurs et commandants de ses villes et places , intendans et commissaires départis pour l'exécution de ses ordres en ses dites provinces , commissaires ordinaires de ses guerres , bourgmestres , mayeurs , échevins et gens de loi, commis et gardes établis sur les ponts, ports, péages et passages, et tous autres, ses officiers et sujets qu'il appartiendra , de s'employer et tenir la main à l'exacte observation de la présente , laquelle, sa majesté, veut être lue, publiée et affichée, partout où il appartiendra , à ce qu'aucun n'en prétende cause d'ignorance.

Fait à Versailles , le 6 janvier 1839.

Signé : **LOUIS.**

ARRÊT *du Conseil du* 14 *mars* 1745, *portant réglement par rapport à ce qui doit être observé pour les bestiaux.*

Le Roi, s'étant fait représenter en son conseil l'arrêt rendu en icelui, le 14 avril 1720 , par lequel il est fait défenses à tous laboureurs, fermiers, ménagers et autres personnes , de quelque qualité et condition que ce soit , de vendre à aucuns bouchers les veaux et génisses qui seront âgés de plus de huit ou dix semaines, ni aucunes vaches qui seront encore en état de porter des veaux , et aux dits bouchers de Paris et des environs de les acheter ni de les tuer, à peine, contre les vendeurs, de confiscation des dits veaux, génisses et vaches, et contre les bouchers, de pareille confiscation, de trois cents livres d'amende, et d'être privés de faire la marchandise de boucherie ; et sa majesté étant informée que, par la mortalité des bestiaux dans plusieurs provinces du royaume, l'espèce des bœufs et vaches est si considérablement diminuée, qu'il est important de rendre ces défenses générales, afin d'en prévenir la disette, qui serait d'autant plus préjudiciable à ces sujets, qu'en donnant lieu à une augmentation sur la viande, elle en occasionnerait une aussi dangereuse sur les voitures, et ferait cesser une partie de la culture : à quoi voulant pourvoir ; ouï le rapport du sieur OCRY, conseiller d'état ordinaire au conseil royal, contrôleur général des finances ; le Roi, étant en son conseil, a ordonné et ordonne :

ART. 1er Que l'arrêt du conseil du 4 avril 1720 sera exécuté selon sa forme et teneur ; et, en conséquence, a fait inhibition et défenses à tous laboureurs, fermiers, herbagers, ménagers et autres, de quelque état et condition que ce soit, de vendre à aucuns bouchers, tant dans les villes qu'à la campagne, aucuns veaux et génisses au-dessus de l'âge de dix semaines, ni aucunes vaches qu'elles n'aient dix ans passés ; le tout à peine de confiscation et de trois cents livres d'amende pour chaque contravention.

ART. 2. Défend pareillement, sa majesté, tant aux bouchers de Paris qu'à ceux des autres villes du royaume, même à ceux répandus dans les campagnes d'a-

cheter les dits veaux et génisses au-dessus de l'âge de
dix semaines , et les vaches qui n'auraient pas dix années passées, pour les tuer, sous pareille peine de confiscation , de trois cents livres d'amende, et d'être, en
outre , privés de leur état.

Aut. 3. Veut, sa majesté, que, par l'officier qui
sera commis par le sieur lieutenant général de police,
aux marchés de Sceaux et de Poissy, les commis des
fermes à Paris, ceux des autres villes du royaume,
les commis des aides répandus dans les provinces, les
huissiers et autres officiers ayant serment en justice,
les contrevenans puissent être saisis, et qu'ils soient
poursuivis par devant le sieur lieutenant général de police à Paris, et les sieurs intendans et commissaires
départis dans les provinces, à la requête des personnes
qu'ils jugeront à propos de commettre pour l'exécution du présent arrêté.

Art. 4. Les peines ci-dessus prescrites seront prononcées contre les parties saisies , sur les simples procès-verbaux des commis, affirmés véritables devant le
plus prochain juge du lieu où ils auront été faits, dans
le temps prescrit par l'ordonnance des aides.

Art. 5. Et pour engager les dits commis et autres
à veiller plus attentivement à l'exécution des défenses
portées par le présent arrêt , sa majesté a accordé et
accorde à ceux qui feront les saisies . la moitié des
amendes qui seront prononcées sur leurs procès-verbaux ; et sur le surplus, il sera fixé un honoraire pour
celui qui sera préposé et chargé de la poursuite.

Art. 6. Enjoint, sa majesté, au sieur lieutenant-

général de police à Paris, et aux sieurs intendans et
commissaires départis dans les provinces, de tenir la
main à l'exécution du dit présent arrêt, leur attribuant
toute cour et juridiction pour connaître et juger som-
mairement, sauf l'appel au conseil, les contestations
qui naîtront à cette occasion; et toutes les contraventions qui seront constatées en vertu d'icelui.

ART. 7. Et sera le présent arrêt imprimé, lu, publié et affiché partout où besoin sera, à ce que personne n'en ignore, même inscrit sur le registre des
délibérations de la communauté des bouchers de Paris, à la diligence des jurés.

Fait au conseil d'état du Roi, sa majesté y étant,
tenu à Versailles, le 14 mars 1745.

Signé : PHÉLYPPEAUX.

ARRÊT *de la Cour du Parlement du 24 mars 1745.*

Vu par la Cour la requête à elle présentée par le
procureur général du roi, contenant qu'ayant eu avis
de quelques provinces du ressort de la cour, que plusieurs bœufs et plusieurs vaches avaient été attaquées
de maladies qui paraissaient être dangereuses, il avait
écrit sur les lieux pour en être particulièrement informé ; que, par les éclaircissemens qu'il avait eus, il pa-
raissait que la maladie se communiquait par le défaut
de séparation des bestiaux sains d'avec les malades, et
par la facilité qu'on avait de vendre, dans les foires et

marchés, des bestiaux attaqués de la maladie; que si on avait la consolation de voir que non seulement cette mortalité n'avait procuré aucune maladie dans le peuple d'aucune de ces provinces; mais même qu'elle n'était répandue que sur les bœufs, les vaches et les veaux, à la différence de celle qui survint en 1714, qui attaqua dans toute l'étendue du royaume, les bêtes à cornes, les chevaux et les moutons, il semblait néanmoins que la crainte de la diminution des bestiaux, qui pourrait entrainer celle du lait, du beurre et du fromage, ne devait rien faire négliger pour prévenir les progrès d'un mal qui pourrait avoir de fâcheuses suites, surtout dans un temps si proche des marchés et des foires qui doivent se tenir incessamment pour la vente des bœufs destinés, après le carème, à l'approvisionnement de cette ville; que c'est ce qui l'engage à proposer à la cour quelques articles de réglement qui sont presque entièrement copiés sur ceux que la sagesse et la prudence de la cour renferma dans les deux arrêts de règlement du 21 avril et 1er août 1714 : à ces causes; il plut à la dite cour y pourvoir suivant les conclusions par lui prises par la dite requête, signée de lui procureur général du roi : ouï le rapport de maître Élie BACHARD, conseiller; la matière mise en délibération;

La cour, faisant droit sur la requête du procureur général, ordonne :

ART. 1er Que, dans les lieux où la maladie des bœufs, vaches et veaux a commencé à se faire sentir, les officiers, soit du roi, soit des sieurs *Haut-justi-*

ciers , aux quels la police appartient, chacun dans leur territoire, même les syndics des communautés , en cas d'absence des dits officiers, seront tenus de prendre des déclarations exactes des bœufs , vaches et veaux de chaque particulier ; de les faire visiter par des personnes à ce intelligentes, deux fois la semaine au moins , le tout sans frais, pour connaître s'il n'y a poit de bêtes infectées de la maladie ; enjoint à tous ceux qui auront du bétail malade de le déclarer incontinent aux dits officiers ; à peine de cent livres d'amende contre chaque contrevenant; pour être les bêtes malades sépa_ rées de celles qui seront saines, et mises dans d'autres écuries, étables et autres lieux. Qu'en cas que le bétail malade puisse être conduit au pâturage , il soit mis à la garde d'un pasteur qui sera choisi par la communauté, et qui ne pourra conduire le bétail que dans les cantons et lieux qui seront indiqués par les dits officiers, à peine de punition corporelle et de tous dommages et intérêts dont la communauté demeurera responsable.

Art. 2. Fait défenses aux communautés qui ont droit de parcours ou d'usage sur les territoires voisins, de les exercer dès le moment qu'il y aura dans la dite commune des bêtes atteintes de maladie , à peine pour les habitants des communautés contrevenantes, de répondre solidairement de tous dommages et intérêts dont la communauté demeurera responsable.

Art. 3. Fait pareillement défenses à toutes personnes de conduire des bœufs, vaches et veaux des bailliages et lieux où la maladie est répandue, pour les vendre dans d'autres bailliages et lieux ; à cet effet, ordonne que les dits bœufs, vaches et veaux ue puissent être vendus qu'après que ceux qui les conduisent auront préalablement représenté aux juges des lieux où la vente en sera faite, un certificat du lieu où les dits bœufs, vaches et veaux auront été amenés, portant qu'il n'y a point de maladie dans le dit lieu sur les dits bestiaux, ni à trois lieues au moins à la ronde ; lequel certificat sera visé par le juge, sans frais ; le tout à peine de trois cents livres d'amende pour chaque contravention, même de confiscation de bestiaux, s'il y échet.

Art. 4. Fait pareillement défenses à toutes personnes, sous les mêmes peines, d'exposer en vente, dans les foires et marchés, aucuns bœufs, vaches ou veaux, même aux bouchers de tuer et débiter les dits bœufs, vaches et veaux, qu'après qu'ils auront été vus et visités par personnes à ce intelligentes, nommées par les dits officiers ; et ce, (à l'égard des bestiaux qui seront exposés en vente dans les foires et marchés) avant que les dits bestiaux puissent être amenés dans le lieu de la foire ou du marché, pour savoir s'ils ne sont point attaqués de maladie, ou même suspects d'en être attaqués, et être ceux qui se trouveront en cet état, renvoyés sur-le-champ dans les lieux d'où ils auront été amenés ; que les bestiaux qui seront jugés sains ne puissent être mêlés avec ceux de celui qui les aura achetés, ou autres habitants des lieux où ils seront vendus, qu'après en avoir été tenus séparés au moins pendant huit jours, à peine de cent livres d'amende pour chaque contravention.

Art. 5. Ordonne qu'aussitôt que les bêtes infectées seront mortes, les propriétaires et fermiers seront tenus de les enterrer, avec leurs peaux, les dites bêtes préalablement coupées par quartiers, dans des fosses de huit à dix pieds de profondeur pour chaque bête, de jeter dessus les dites bêtes de la chaux vive, et de recouvrir exactement les dites fosses jusqu'au niveau du terrain; enjoint aux dits officiers, en leur absence, de leur faire fournir les charrettes, chevaux, harnais, civières ou traineaux, même les manœuvriers dont ils auront besoin, sans qu'on puisse trainer les dites bêtes, mais les porter aux fosses dans lesquelles elles seront jetées; le tout à peine de cinquante livres d'amende contre ceux qui auront refusé leurs charrettes, harnais, civières ou traineaux, ou leur service pour enterrer promptement les dites bêtes mortes de maladie. Fait défenses à toutes personnes de laisser dans les bois les dites bêtes mortes, les jeter dans les rivières, ni les exposer à la voirie, même de les enterrer dans les écuries, cours, jardins et ailleurs, que hors l'enceinte des villes, bourgs, villages, à peine de trois cents livres d'amende et de tous dommages et intérêts.

Art. 6. Fait défenses à toutes personnes de tirer des fosses les bêtes, soit entières ou par parties, sous quelque prétexte que ce puisse être, et aux tanneurs ou autres d'en vendre ou acheter les peaux, à peine de trois cents livres d'amende, même de punition corporelle.

Art. 7. Ordonne que les amendes qui seront en-

courues pour contravention à l'exécution du présent
arrêt, seront appliquées, un tiers au dénonciateur, un
tiers au Haut-Justicier, et un tiers aux pauvres du
lieu, et ne puissent être réputées comminatoires, ni
être remises ou modérées par les juges, sous quelque
prétexte que ce puisse être.

ART. 8. Que les jugemens qui seront rendus en conséquence du présent arrêt, et pour prévenir la mortalité du bétail, seront exécutés par prévision, nonobstant toutes oppositions, appellations, prises à parties
et empêchemens quelconques, sans y préjudicier.

ART. 9. Et que le présent arrêt sera lu, publié et
enregistré dans tous les balliages et sénéchaussées de
la dite cour, enjoint aux substituts du procureur général du roi, d'y tenir la main, d'en envoyer des co-
pies dans les justices de leur ressort, pour y être pareillement lu, publié et affiché partout où besoin sera,
à ce que personne n'en ignore, et d'en certifier la cour
dans le mois.

Signé : ————

————

ARRÊT *du Conseil du* 19 *juillet* 1746, *qui indique les
précautions à prendre contre la maladie épidémique
sur les bestiaux.*

Le roi, étant informé que la maladie épidémique
sur les bœufs et sur les vaches qui, depuis quelque
temps, s'était ralentie, se fait sentir de nouveau dans
quelques provinces du royaume; qu'il y a lieu de pen-
ser qu'elle s'y est communiquée, soit parce que les

propriétaires de bestiaux , dans la crainte de voir périr chez eux ceux de leurs bestiaux dont l'état était suspect , se sont déterminés à les donner à des prix médiocres, et les ont fait conduire, à cet effet , à des foires et marchés , dans des lieux où la maladie n'avait point encore pénétré ; soit parce que ceux qui font le commerce des bestiaux , voulant, par une avidité condamnable , profiter de l'inquiétude des dits propriétaires, ont acheté leurs bestiaux à des prix extrèmement bas , et les ont revendus par préférence à ceux qui venaient des cantons non suspects , en les donnant à des prix inférieurs , ce qui dans l'un et l'autre cas , a porté la maladie dans les lieux où les dits bestiaux ont été conduits , en sorte qu'elle pourrait s'étendre successivement dans les endroits qui , jusqu'à présent , en ont été préservés , s'il n'y était pourvu par des dispositions capables de remédier à un abus si préjudiciable au bien public et à l'intérêt de chaque province en particulier ; et l'expérience ayant fait connaître que le moyen le plus assuré pour empêcher le progrès de cette maladie , est d'empêcher toute communication des bestiaux qui en sont attaqués avec ceux qui ne le sont pas ; comme aussi , que les bestiaux d'un lieu ou la maladie s'est fait sentir , ne soient conduits dans un lieu où elle n'a point pénétré ; sa majesté , voulant sur ce expliquer ses intentions : ouï le rapport du sieur Machault , conseiller ordinaire au conseil royal , contrôleur général des finances ; le roi , étant en son conseil a ordonné et ordonne ce qui suit :

Art. 1er Tous les propriétaires de bêtes à cornes ,

habitant dans les villes ou paroisses de la campagne
dont les bestiaux seront malades ou soupçonnés de
maladie, seront tenus d'en avertir, dans le moment,
le principal officier de police de la ville, ou le syndic
de la paroisse dans laquelle ils habitent, sous peine de
cent livres d'amende, à l'effet, par le dit officier de
police ou syndic, de faire marquer en sa présence les
dits bestiaux malades ou soupçonnés, avec un fer chaud,
d'une marque portant la lettre M. et de constater que
les dites bêtes malades ou soupçonnées de maladie, ont
été séparées des bestiaux sains, et renfermées dans des
endroits d'où elles ne puissent communiquer avec les
dits bestiaux sains de la même ville ou paroisse.

Aʀт. 2. Ne pourront les dits propriétaires, sous
quelque prétexte que ce soit, faire conduire dans les
pâturages, ni abreuvoirs, les dits bestiaux attaqués ou
soupçonnés de maladie, et seront tenus de les nourrir
dans les lieux où ils auront été renfermés, sous peine
de cent livres d'amende.

Aʀт. 3. Les syndics d es paroisses dans lesquelles
il y aura des bestiaux malades ou soupçonnés de maladie, seront tenus, sous peine de cinquante livres d'a-
mende, d'en avertir, dans le jour, le subdélégué du
département, et de lui déclarer le nombre des bestiaux
qui seront malades ou soupçonnés, et qu'ils auront
fait marquer, le nom des propriétaires auxquels ils
appartiennent et s'ils en ont été avertis par les dits
propriétaires ou par d'autres particuliers de la dite paroisse ; veut, sa majesté, qu'au dernier cas, le tiers
des amendes qui seront prononcées contre les dits pro-

propriétaires , faute de déclaration , appartiennent à ceux qui auront donné le premier avis , soit au principal officier de police dans les villes , soit aux syndics des paroisses de la campagne.

ART. 4. Le subdélégué , conformément aux ordres et instructions qu'il aura reçus du sieur intendant de la province , et les officiers de police dans les villes , tiendront la main , non seulement pour empêcher que les bestiaux malades ou soupçonnés n'aient aucune communication avec les bestiaux sains de la même ville ou paroisse , mais encore pour empêcher que tous les bestiaux , soit malades , soit soupçonnés , soit sains , du lieu où la maladie se sera manifestée , n'aient aucune communication avec ceux des villes ou paroisses voisines.

ART. 5. Fait , sa majesté , très expresses inhibitions et défenses aux habitans des villes ou des paroisses de la campagne dans lesquelles la maladie se sera manifestée , de vendre aucun bœuf , vache ou veau , et à tous autres particuliers des autres paroisses ou étrangers , d'en acheter , sous peine de cent livres d'amende , tant contre le vendeur que contre l'acheteur , par chaque tête de bétail vendu ou acheté en contravention de la présente disposition , sans préjudice néanmoins de ce qui sera réglé par l'article 8 ci-après.

ART. 6. Fait pareillement , sa majesté , défense à tous particuliers , soit propriétaires de bêtes à cornes ou autres , de conduire aucuns des bestiaux sains ou malades , des villes ou paroisses de la campagne où la maladie se sera manifestée , dans aucunes foires ou marchés, et ce sous peine de cinq cents livres d'amende pour chaque contravention ; de laquelle amende les propriétaires des dits bestiaux qui pourraient se servir d'étrangers pour les conduire aux dites foires et marchés, seront responsables en leur propre et privé nom.

Art. 7. Permet, sa majesté, à tous particuliers qui rencontreront, soit dans les pâturages publics, soit aux abreuvoirs, soit sur les grands chemins, soit aux foires ou marchés, des bêtes à cornes marquées de la lettre M, de les conduire devant le plus prochain juge royal ou seigneurial, lequel les fera tuer sur-le-champ en sa présence.

Art. 8. Pourront néanmoins, les propriétaires des bêtes à cornes qui auront des bestiaux sains et non soupçonnés de maladie, dans un lieu ou quelques-uns des bestiaux auront été attaqués, vendre les dits bestiaux sains et non soupçonnés de maladie, aux bouchers qui voudront les acheter, mais à la charge qu'ils seront tués dans les vingt-quatre heures de la vente, sans que les dits bouchers puissent, sous aucun prétexte les garder plus long-temps, à peine, tant, contre les dits propriétaires que contre les dits bouchers, de deux cents livres d'amende pour chaque contravention, pour raison de laquelle amende les dits propriétaires et les dits bouchers seront solidaires.

Art. 9. Seront, en outre, tenus les dits bouchers qui, dans les lieux où il y aura des bestiaux malades ou soupçonnés, achèteront des bestiaux sains, de prendre un certificat des propriétaires desquels ils feront les dits achats, lequel sera visé par l'officier de police de la ville, ou du syndic de la paroisse dans lesquels les achats auront été faits, et contiendra le nombre et la désignation des bestiaux qu'ils auront achetés, et qu'ils n'ont eu aucun symptôme de la maladie; comme aussi de présenter les dits certificats à l'officier de police de la ville, ou au syndic de la paroisse dans laquelle ils conduiront les dits bestiaux, à l'effet de constater que les dits bestiaux seront tués dans les vingt-quatre heures du jour de l'achat; le tout sous la même peine contre les dits bouchers, de deux cents livres d'amende pour chaque contravention et par chaque tête de bétail qui n'aurait pas été tué dans les dites vingt-quatre heures de l'achat.

Art. 10. Si aucuns des dits bouchers, abusant de la faculté qui leur est accordée par les deux articles précédens, revendaient aucuns des dits bestiaux à telle personne que ce puisse être, veut, sa majesté, qu'ils soient condamnés à cinq cents livres d'amende par chaque tête de bétail; même qu'il soit procédé extraordinairement contre eux, pour, après l'instruction faite, être prononcé telle peine afflictive ou infamante qu'il appartiendra.

Art. 11. Les bouchers qni, pour s'approvisionner des bestiaux dont ils auraient besoin, en achèteraient dans des lieux où la maladie n'aura point encore pénétré, seront tenus de prendre un certificat de l'officier de police de la ville, ou du syndic de la paroisse dans laquelle ils feront leurs achats, lequel certificat fera mention de l'état de la paroisse sur le fait de la maladie, et du nombre et désignation des bestiaux qu'ils y auront achetés, comme aussi de représenter le dit certificat à l'officier de police de la ville, ou au syndic de la paroisse de leur domicile, toutes fois et quantes ils en seront requis, pour justifier que les dits bestiaux ont été achetés dans des lieux sains, et peuvent être conservés sans danger, sous peine de confiscation des dits bestiaux et de deux cents livres d'amende par chaque tête de bêtes à cornes.

ART. 12. Veut et entend pareillement, sa majesté, que tous les particuliers et habitants des villes ou des paroisses de la campagne où la maladie n'aura point pénétré, qui voudront conduire ou envoyer des bestiaux aux foires et marchés, pour y être vendus, soient tenus, sous peine de confiscation de leurs bestiaux et de deux cents livres d'amende pour chaque tête de bêtes à cornes, de se munir d'un certificat de l'officier de police de la dite ville, ou du syndic de la dite paroisse, visé par le curé ou par un des officiers de justice, lequel certificat fera mention de l'état de la dite ville ou paroisse sur le fait de la maladie, et contiendra le nombre et la désignation des dits bestiaux, et sera le dit certificat représenté aux officiers de police, si aucuns y a, ou aux syndics des paroisses des lieux où se tiendront les foires et marchés, avant l'exposition des dits bestiaux en vente.

ART. 13. Fait, sa majesté, très-expresses inhibitions et défenses aux dits officiers de police et syndics des lieux et communautés où les dites foires ou marchés se tiendront, de permettre l'exposition des dits bestiaux, sans préalablement s'être assurés, par la représentation des dits certificats, du lieu d'où ils viennent, et que la maladie n'y a point pénétré ; à peine, contre les syndic, des paroisses, de cent livres d'amende, et contre les dits officiers de police, de destitution de leurs offices.

ART. 14. Si aucuns des officiers de police des villes, et des syndics des paroisses de la campagne, dans les cas où il leur est enjoint par le présent arrêt de donner les certificats, en donnaient de contraires à la vérité, veut, sa majesté, qu'ils soient condamnés à mille livres d'amende, même poursuivis extraordinairement, pour après l'instruction faite, être prononcé contre eux telle peine afflictive ou infamante qu'il appartiendra.

ART. 15. Veut, sa majesté, que, dans tous les cas où les amendes prononcées par le présent arrêt seront encourues, les délinquants soient contraignables par corps au paiement des dites amendes, et qu'ils tiennent prison jusqu'à parfait paiement d'icelles.

ART. 16. Les dites amendes seront remises au greffier de police pour les villes, et au greffier des subdélégations dans chaque département pour les paroisses de la campagne, pour être distribuées, savoir : un tiers en conformité et dans le cas porté par l'article 3 du présent arrêt, et le surplus ainsi qu'il sera ordonné par sa majesté, sur l'avis du lieutenant général de police de la ville de Paris, et des sieurs intendans dans les provinces. Enjoint, sa majesté, au sieur lieutenant général de police à Paris, et aux sieurs intendans et commissaires départis dans les provinces, de tenir la main à l'exécution du présent arrêt, qui sera lu, publié et affiché partout où besoin sera, à ce que personne n'en ignore, et exécuté, nonobstant oppositions ou autres empêchements quelconques, pour lesquels ne sera différé, et dont, si aucuns interviennent, sa majesté se réserve, et à son conseil, la connaissance, icelle interdisant à toutes ses cours et autres juges.

Fait au Conseil d'Etat du Roi, sa majesté y étant, tenu à Versailles, le 19e jour de juillet mille sept cent quarante-six.

Signé **PHÉLYPPEAUX.**

ARRÊT *du conseil du* 31 *janvier* 1771, *sur les précautions à prendre pour éviter la communication des maladies sur les bestiaux.*

Le Roi étant informé que la maladie épizootique, sur les bêtes à cornes, qui affligeait des pays voisins, aurait pénétré dans quelques provinces de son royaume, et que malgré les secours que sa majesté a fait porter aux lieux où la dite maladie s'est manifestée, la contagion a continué de se répandre par la négligence, même par la mauvaise foi des propriétaires des bestiaux malades ou soupçonnés, qui se sont empressés de s'en défaire à quelque prix que ce fut, et par l'imprudence et l'avidité des acheteurs ; sa majesté a jugé qu'il était d'autant plus important d'y pourvoir, qu'il est reconnu, par l'expérience de tous les temps, qu'il n'y a pas de moyens plus assurés pour arrêter les progrès d'un mal si nuisible à la culture, et si préjudiciable aux habitans de la campagne, que d'empêcher

toute espéce de communication , non seulement entre
les bestiaux sains et malades , mais encore entre les
villes et paroisses où la maladie s'est manifestée et les
paroisses circonvoisines : à quoi voulant pourvoir. Vu
les réglemens précédemment faits à ce sujet, et notamment l'arrêt de son conseil du 19 juillet 1746 ; ouï le
rapport, et tout considéré, le roi étant en son conseil,
a ordonné et ordonne ce qui suit :

Art. 1er Ceux qui se trouveront avoir des bêtes à
cornes, attaquées ou soupçonnées de la dite maladie ,
seront tenus d'en avertir sur-le-champ les officiers municipaux de la ville, ou le syndic de la paroisse, lesquels feront aussitôt renfermer les dits bestiaux dans
des étables séparées, et en instruiront le sieur intendant et commissaire départi dans la province, ou son
subdélégué.

Art. 2. En cas que l'une des dites bêtes vienne à
périr de la dite maladie, le propriétaire qui aura fait
la dite déclaration le premier dans la ville ou la paroisse, sera payé de la valeur de la dite bête, ainsi qu'il
sera réglé par le sieur intendant, et si la dite déclaration a été faite par un autre, le propriétaire sera condamné à cent livres d'amende, dont moitié, appartiendra au dénonciateur.

Art. 3. Dans toutes les villes ou paroisses où la
maladie se sera manifestée, les habitans seront tenus
de renfermer leurs bêtes à cornes, et ce, aussitôt que
l'ordonnance, qui aura été rendue à cet effet, par le
sieur intendant, aura été notifiée aux officiers municipaux ou syndics, le tout à peine de confiscation des

bêtes non renfermées , et de vingt livres d'amende par
t'tes de bétail.

ART. 4. Dans les vingt-quatre heures de la notifica-
tion de la dite ordonnance , les officiers municipaux ou
syndics seront tenus de faire procéder par ceux qui auront été proposés par le sieur intendant , à la visite de
toutes les bêtes à cornes du dit lieu , et s'il s'en trouve
quelques-unes attaquées de la maladie , elles seront
marquées d'un fer chaud , où sera empreinte la lettre
M , et la lettre initiale du nom de la ville ou paroisse ,
et les bêtes saines de la lettre S.

ART. 5. Les bêtes malades seront renfermées et ne
pourront être menées à la pâture ou à l'abreuvoir communs , ni avoir communication avec les autres bestiaux du lieu ; et, en cas de contravention , les dites bêtes seront confisquées , même tuées , s'il y a lieu , et le
propriétaire condamné à vingt livres d'amende par tête
de bétail.

ART. 6. Lorsque les dites visites et marques auront
été faites , sur-le-champ , à la diligence des officiers
municipaux ou syndics , attachés sur-le-champ , à la
porte principale des maisons où il y aura des bêtes malades , et aux principales avenues de la ville ou village,
des signaux suffisants pour faire connaître que la maladie y règne , fait défense , sa majesté , d'enlever les
dits signaux , jusqu'à ce qu'il en ait été autrement indiqué par le sieur intendant , et ce , à peine de cent livres d'amende.

ART. 7. Seront tenus en outre , les officiers municipaux ou syndics , de faire publier et afficher dans

tous les lieux voisins , que la communication est inter-
dite avec le dit lieu , et de faire boucher les avenues et
chemins détournés par où l'on pourrait y entrer.

Art. 8. Aussitôt après les dites publications et ap-
positions de signaux , il ne sera plus permis de faire
entrer dans le territoire de la dite ville ou paroisse ,
ni d'en laisser sortir aucunes bêtes à cornes , veut sa
majesté , que les bestiaux qui seraient pris en contravention soient confisqués , même tués , s'il y échet , et
les propriétaires ou conducteurs condamnés à cent livres d'amende.

Art. 9. En cas que la pâture de la dite paroisse soit
commune à d'autres paroisses , elle demeurera inter-
dite aux bêtes à cornes du lieu où la maladie s'est manifestée , et ce , sous les peines portées par l'article
précédent.

Art. 10. Les bêtes malades ou soupçonnées telles,
ne pourront sortir des étables où elles auront été renfermées, qu'après parfaite guérison et après avoir été
marquées de la lettre G , en présence des officiers municipaux ou syndics , et ce , aux peines portées en l'article VIII.

Art. 7. Fait sa majesté , très-expresses défenses
de laisser entrer dans les maisons , cours et étables où
seront gardées les bêtes malades , aucunes bêtes à cornes , chevaux , cochons ou moutons , et même les
chiens ; enjoint à ceux qui auront soin des bêtes malades , de prendre les précautions qui leur seront indiquées pour prévenir toute communication avec les bêtes à laine

Art. 12. Les bêtes qui seront mortes de la maladie seront portées avec leurs peaux dans des fosses de huit pieds de profondeur, sans qu'elles puissent être brûlées ou qu'il puisse être mis de la chaux vive dans les dites fosses; enjoint, sa majesté, aux dits officiers municipaux ou syndics, de veiller à ce que les bêtes mortes soient portées aux dites fosses, sans y être trainées; comme aussi à ce que les voitures, harnais et généralement tout ce qui aura approché des bêtes malades, soit lavé et purifié, à peine de cinquante livres d'amende pour chaque contravention.

Art. 13. Seront pareillement purifiées les étables où les dites bêtes à laine seront mortes, et leurs fumiers seront enterrés dans les mêmes fosses, sans qu'ils puissent être brûlés ni employés à aucun usage.

Art. 14. Il sera pourvu par le sieur intendant, aux frais nécessaires pour l'exécution du présent arrêt, sur les fonds qui seront à ce destiné par sa majesté.

Art. 15. Fait, sa majesté, très-expresses inhibitions et défenses aux habitants des villes ou paroisses de la campagne dans lesquelles la maladie se sera manifestée, de vendre aucun bœuf, vache ou veau; et à tous particuliers des autres paroisses ou étrangers, d'en acheter à peine de confiscation et de cent livres d'amende, même de plus grandes peines, s'il y échet, tant contre le vendeur que contre l'acheteur, et ce, par chaque tête de bétail vendu ou acheté en contravention de le présente disposition.

Art. 16. Les amendes portées par le présent réglement, seront payables par corps, et elles seront augmentées , suivant l'exigence , sans qu'elles puissent être modérées pour quelque cause et sous quelque prétexte que ce soit.

ART. 13. Enjoint, sa majesté, au lieutenant général de police , et aux sieurs intendants et commissaires dé-partis ; de tenir la main à l'exécution du présent arrêt, qui sera imprimé, publié et affiché partout où besoin sera ; et de rendre pour l'exécution du présent arrêt , toutes ordonnances à ce nécessaires , lesquelles seront exécutées nonobstant toutes oppositions ou appella-tions quelconques , dont , si aucunes y a , sa majesté a réservé la connaissance à soi et à son conseil : et seront tenus , les officiers et cavaliers de la maréchaus-sée , d'exécuter les ordres qui leur seront adressés par les dits sieurs intendants , pour l'exécution du présent arrêt.

Fait au Conseil d'État du Roi , sa majesté y étant , tenu à Versailles , le 31 janvier 1771.

Signé BERTIN.

ARRÊT *du Conseil du* 18 *décembre* 1774 , *contenant des dispositions pour arrêter les progrès de la mala-die épizootique , sur les bestiaux , dans les provinces méridionales du royaume.*

Le Roi , s'étant fait rendre compte de l'état et des progrès de la maladie contagieuse qui s'est répandue depuis plus de huit mois , sur les bêtes à cornes , dans les généralités de *Bayonne* , *d'Auch* et de *Bordeaux* , et qui commence à se communiquer dans celles de *Montauban* et de *Montpellier*, informé par les commandants et intendants des dites provinces, que la maladie se répand de plus en plus par la communication des bestiaux ; qu'elle n'a épargné qu'un très-petit nombre d'animaux dans les villages où elle a pénétré ; que tous les remèdes qui ont été tentés pour en arrêter les progrés, soit par les médecins du pays, soit par les élèves des écoles vétérinaires que sa majesté a fait passer dans les dites provinces pour les secourir, n'ont eu, jusqu'à présent, que peu de succès, et qu'ils laissent peu d'espérance de pouvoir guérir les animaux infectés de cette contagion, qui s'annonce avec les caractères d'une maladie putride, inflammatoire et pestilentielle ; qu'il est important et pressant de recourir aux moyens les plus efficaces pour empêcher que ce fléau, en continuant de s'étendre de proche en proche, ne se répande, dans peu de temps, dans d'autres provinces du royaume ; que dans les états étrangers limitrophes qui ont été infectés de la même maladie, pendant les années précédentes, on n'est parvenu à conserver la plus grande partie du bétail qu'en sacrifiant un petit nombre d'animaux malades, dès qu'ils ont eu les premiers symptômes de cette maladie ; que ce parti, tout rigoureux qu'il est, est cependant le seul qui reste à prendre pour prévenir les progrès d'une contagion ruineuse pour les propriétaires des bestiaux, et destructive de l'agriculture dans les provinces exposées à ses ravages : dans ces circonstances, ouï le rapport du sieur Turgot, conseiller ordinaire au conseil royal,

contrôleur général des finances; le roi étant en son conseil, en renouvelant les ordres les plus précis pour
faire exécuter exactement dans toutes les provinces
infectées, et dans celles qui sont limitrophes, l'arrêt
du conseil du 31 janvier 1771, a ordonné et ordonne
ce qui suit :

ART. 1.ᵉʳ Toutes les villes, bourgs et villages voisins, et ceux où la contagion est présentement établie,
seront visités par les artistes vétérinaires, les maréchaux, et autres experts qui auront été, pour ce,
commis par les intendants des dites provinces, à l'effet
de reconnaître et de constater l'état de santé ou de
maladie de toutes les bêtes à cornes dans les dits villages et bourgs.

ART. 2. Dans le cas où quelques animaux se trouveraient attaqués de la maladie contagieuse annoncée
par des symptômes non équivoques, il en sera dressé
procès-verbal par les dits artistes vétérinaires, maréchaux ou experts, en présence des syndics de la communauté, dans les dits villages, et en celle des officiers
municipaux, dans les villes ou dans les faubourgs; et
il sera constaté en même temps, par le dit procès-
verbal ou par un acte de notoriété y joint, qu'aucun
animal, dans la dite ville, bourg ou village, n'est
mort précédemment de la contagion.

ART. 3. Aussitôt après la confection des dits procès-verbaux, les dites bêtes seront tuées et enterrées
avec leurs cuirs, jusqu'à concurrence des dix premières
seulement, à la diligence des dits syndics et officiers

16

municipaux , dans chaque bourg , ville ou village où la dite contagion commencera à se déclarer.

Art. 4. Les sieurs intendans et commissaires départis dans les provinces , feront payer, à chaque propriétaire , le tiers de la valeur qu'auraient eue les propriétaires des animaux qui auront été sacrifiés , s'ils eussent été sains : et ce , sur l'estimation qui en sera faite par les dits artistes , maréchaux et experts , à la suite de leurs dits procès-verbaux , laquelle indemnité sera imputée sur les fonds à ce destinés par sa majesté.

Art. 5. Les dits sieurs intendans enverront , à la fin de chaque mois , au sieur contrôleur général des finances , l'état des villes , bourgs et villages où la maladie aura pénétré : ensemble , l'état du nombre et qualité des bêtes malades qui auront été tuées dans les dits lieux de leur généralité , et des sommes qui leur auront été payées en indemnité , à raison du tiers de la valeur de chaque animal , ainsi que des autres dépenses nécessaires pour l'exécution du présent arrêt.

Art. 6. Fait, sa majesté, très-expresses inhibitions et défenses , à tous propriétaires de bestiaux , de cacher ou récéler aucune bête saine ou malade, lors des visites qui seront faites en exécution du présent arrêt, à peine de cinq cents livres , payables par corps et sans pouvoir être modérée.

Art. 7. Enjoint, sa majesté, aux lieutenants et officiers de police dans les villes, aux sieurs intendans et commissaires départis de tenir la main à l'exécution du présent arrêt , qui sera publié et affiché partout où besoin sera , et de rendre à cet effet, toutes les ordon-

nances nécessaires, lesquelles seront exécutées nonobstant oppositions ou appellations quelconques, sa majesté se réservant d'en connaître en son conseil : et seront tenus, les officiers et cavaliers de maréchaussée,
d'exécuter les ordres qui leur seront adressés par les
dits sieurs intendants, pour assurer l'exécution du présent arrêt.

Fait en Conseil d'État du Roi, sa majesté y étant,
tenu à Versailles, le 18 décembre 1774.

Signé BERTIN.

ARRÊT *du conseil du 8 janvier* 1775, *qui accorde différentes gratifications pour chaque mulet ou cheval,
propre à la charrue, qui sera vendu dans les marchés
y désignés.*

Le Roi étant informé de la continuité des ravages
que la maladie épizootique a faits dans quelques-unes
des provinces méridionales de son royaume, nonobstant les précautions qui ont été prises par ses ordres,
soit pour en diminuer la cause, soit pour en arrêter les
progrès : et sa majesté, voulant en même temps qu'elle
prend toutes les mesures possibles pour en prévenir les
progrès ultérieurs, en diminuer les mauvais effets, et
prévenir le tort que la perte de tant d'animaux aratoi-
res pourrait faire à la culture, elle aurait jugé de sa
sagesse et de ses vues de bienfaisance et d'amour pour
les peuples, d'encourager l'importation des mulets et
chevaux propres au labour dans les provinces, privées,

par la maladie des bêtes à cornes, de leurs ressources accoutumées pour la préparation et l'ensemencement de leurs terres, à quoi voulant pourvoir : ouï le rapport du sieur Turgot, conseiller ordinaire au conseil royal, contrôleur général des finances, le roi étant en son conseil, a ordonné et ordonne ce qui suit :

Art. 1er Il sera payé une gratification ou prime de 24 livres pour chaque mulet ou cheval propre à la charrue qui sera vendu dans les marchés de *Libourne*, *Agen* et *Condom*, dans la généralité de Bordeaux, avant le 20 du mois de février prochain, au vendeur des dits chevaux et mulets, en rapportant par le dit vendeur, un certificat de l'acheteur, visé du subdélégué des dites villes, de la vente du dit animal, lequel contiendra les nom, qualités et demeure du dit acheteur, en justifiant devant le subdélégué que les animaux qui seront vendus viennent d'une autre province que celle qui composent les généralités de *Guyenne*, *Auch*, *Navarre*, *Bearn*, et généralité de *Bayonne* ; et pour éviter tous abus, les animaux qui auront été vendus et dont la gratification sera payée, seront marqués à la cuisse de la lettre P.

Art. 2. Il sera payé aux mêmes époques et conditions, une prime ou gratification de 50 livres par chaque cheval ou mulet propre au labour qui auront été vendus dans les marchés de *Dax*, *Mont-de-Marsan*, *Auch*, *Bayonne*, *Orthès*, *Pau*, *Tarbes*, *Mirande*, *Saint-Sever*, *Oleron*, en rapportant le certificat de la vente, dans les formes expliquées en l'article précédent, et observant les mêmes formalités pour la marque.

Art. 3. Passé le 20 du mois de février prochain, et jusqu'au 20 de mars, il ne sera donné pour gratification ou prime pour la vente des dits animaux, aux conditions mentionnées aux articles ci-dessus, que 16 livres de gratification dans les villes spécifiées en l'article 1$_{er}$, et 20 livres dans celles énoncées en l'art. 2.

Art. 4. Passé le 20 mars et jusqu'au 20 avril inclusivement, la dite prime ou gratification ci-dessus, sera pour les marchés énoncés en l'article 1, de 10 livres seulement, et pour ceux mentionnés en l'article 2, quinze livres; et après le 20 avril, il n'y aura plus lieu à aucune des dites primes ou gratifications.

Art. 5. Les dites primes ou gratifications seront payées sur les certificats des subdélégués, en vertu des ordonnances du sieur intendant de la généralité, sur les fonds de la recette générale. Sera le présent arrêt, publié, imprimé et affiché partout où besoin sera; enjoint aux sieurs intendans et commissaires départis dans les généralités, d'y tenir la main.

Fait au Conseil d'État du Roi, sa majesté y étant, tenu à Versailles, le 8 janvier 1775.

Signé : BERTIN.

ARRÊT *du Conseil, du* 30 *janvier* 1775, *qui, en ordonnant l'exécution de celui du* 18 *décembre* 1774, *prescrit de nouvelles dispositions pour arrêter les progrès de la maladie épizootique sur les bêtes à cornes.*

Le roi étant informé que la maladie contagieuse sur les bêtes à cornes continue ses ravages dans les provinces, de *Guyenne*, de *Navarre et de Bearn* et dans quelques autres provinces méridionales du royaume, s'est fait représenter l'arrêt en son conseil, le 18 décembre 1774, qui ordonne de tuer, dans chacune des paroisses nouvellement attaquées de cette maladie, les dix premières bêtes à cornes qui tomberont malades seulement, et qui prescrit les formalités qui doivent être observées dans ce cas; sa majesté a reconnu, par le compte qui lui a été rendu des observations faites par ses ordres dans ces provinces, que cette maladie ne se répand que par la communication des bestiaux entre eux et par l'abus que peuvent faire des personnes imprudentes ou mal intentionnées, des cuirs des animaux malades et autres objets capables de répandre la contagion, elle a jugé qu'il était de sa prudence et de son amour pour ses peuples, de prendre les mesures les plus certaines, non seulement pour arrêter les progrès de cette maladie, mais pour en détruire, autant qu'il est possible toutes les semences. A quoi désirant pourvoir : ouï le rapport du sieur Turgot, conseiller ordinaire du conseil royal, contrôleur général des finances; le roi étant en son conseil, ordonne que l'arrêt du 18 décembre 1774 sera exécuté selon sa forme et teneur; et sa majesté, l'interprétant et étendant ses dispositions, en tant que de besoin, ordonne que tous les animaux qui seront reconnus malades de cette maladie, seront tués sur-le-champ et enterrés, en suivant les précautions et les formalités ordonnées par le dit arrêt du 18 décembre 1774, aussitôt qu'on aura bien constaté les signes de l'épizootie : veut, sa majesté, qu'il soit tenu compte aux propriétaires du tiers de la valeur qu'ils auroient eue s'ils avaient été sains. Ordonne que les cuirs des dits animaux, tués en conséquence du présent arrêt, ou morts de leur mort naturelle, seront tailladés de manière qu'on ne puisse plus en faire usage ; fait, sa majesté, très-expresses inhibitions et défenses à toutes personnes, sous quelque prétexte que ce puisse être, de conserver aucuns cuirs provenants d'animaux supects de la dite maladie, de les préparer, transporter, vendre ou acheter ; ainsi que les fumiers, râteliers et autres choses à l'usage desdits animaux, et reconnus capables de porter la contagion, sous peine de cinq cents livres d'amende contre chacun des contrevenans. Enjoint, sa majesté, aux gouverneurs et commandans et aux intendans et commissaires départis dans ces provinces, de tenir la main à l'exécution du présent arrêt ; et à tous officiers de ses troupes, officiers de maréchaussée et à tous autres, de prêter main forte, toutes les fois qu'ils en seront légalement requis, pour la dite exécution.

Fait au Conseil d'Etat du Roi, sa majesté y étant, tenu à Versailles, le 30 janvier 1775.

Signé : BERTIN.

ARRÊT *du conseil d'état du roi, du 29 octobre 1775,
qui proroge les gratifications accordées par l'arrêt
du 8 janvier 1775, par chaque mulet ou cheval propre
à la charrue, qui sera vendu dans les marchés des
provinces dévastées par l'épizootie.*

Le roi s'étant fait représen   en conseil l'arrêt rendu en icelui, le 8 janvier de la présente année, portant
qu'il sera payé différentes primes d'encouragement
pour les chevaux ou mulets vendus dans différentes
époques dans les marchés y désignés ; et sa majesté
ayant reconnu que les circonstances qui l'avaient portée à accorder ces encouragements subsistaient encore,
et qu'il ne pourrait être que très utile au bien de ses
provinces méridionales, dévastées par la maladie des
bestiaux, de continuer le même encouragement et de
proroger les époques fixées par le dit arrêt et qui sont
expirées : ouï le rapport du sieur Turgot, conseiller
ordinaire au conseil royal, contrôleur général des finances, le roi étant en son conseil, ordonne que l'arrêt du 8 janvier 1775 sera exécuté selon sa forme et
teneur. Veut, en conséquence, sa majesté, que les
époques fixées par le dit arrêt soient prorogées, savoir : celle fixée au 20 du mois de février par les articles 1 et 2 du dit arrêt, au premier février 1776; celle
fixée par l'article 3 au 20 mars dernier, au 1er mars
prochain; et celles fixées par l'article 4 au 20 avril,
au 1 avril 1776. Veut, au surplus, sa majesté, que
les formalités prescrites par le dit arrêt soient obser-

vées , selon leur forme et teneur, par ceux qui désire-
ront recevoir les dites gratifications.

Fait au Conseil d'Etat du Roi , sa majesté y étant ,
tenu à Fontainebleau , le 29 octobre 1775.

Signé : BERTIN.

ARRÊT *du Conseil d'état du roi, du premier novembre
1775 , concernant l'exécution des mesures ordonnées
par le roi pour arrêter les progrès de la maladie épizootique dans les provinces qui en sont affligées.*

Sur le compte qui a été rendu au roi, étant en son
conseil, des ravages que la maladie épizootique continue de faire dans les provinces méridionales , et des
progrès qu'elle a continué de faire par la négligence
des propriétaires de bestiaux à se conformer aux précautions ordonnées , sa majesté a jugé à propos de
prendre de nouvelles mesures pour prévenir les suites
funestes de cette négligence , et préserver ces provinces et tout son royaume des malheurs que cette contagion peut y occasionner ; rien ne lui a paru plus pressant que de faire connaitre ses intentions sur l'autorité
qui doit procéder à l'exécution de ses ordres , et comme les circonstances présentes sont hors de l'ordre
commun, et que sa majesté espère que les mesures
qu'elle prend les feront cesser dans peu de temps , elle
a pensé qu'elle devait, tant que ces circonstances sub-
sisteront, confier exclusivement l'exécution de ces mesures aux commandants et officiers de ses troupes et

17

aux intendans et commissaires départis dans ces provinces. Quels que soient le zèle et l'activité tant de ses
cours de parlement que de ses juges ordinaires pour le
bien de ses sujets, sa majesté a cru que le concours de
plusieurs autorités sur un même objet pourrait porter
du trouble et de la confusion dans le service, et servir
de prétexte à ceux qui voudraient se soustraire à ses
ordres ; sa majesté a aussi jugé à propos de faire connaître de nouveau ses intentions sur l'exécution des
arrêts de son conseil, précédemment rendus, et de
prescrire, d'une manière précise, les précautions
qu'elle veut qui soient prises à l'avenir. A quoi voulant
pourvoir : ouï le rapport du sieur Turgot, conseiller
ordinaire du conseil royal, contrôleur général des finances, le roi étant en son conseil, a ordonné et ordonne ce qui suit :

Art. 1er Les commandans en chef chargés des ordres du roi pour l'extinction de l'épizootie, et les intendans et commissaires départis dans les provinces,
ou ceux qui en seront chargés par eux, donneront seuls
les ordres relatifs à cette opération importante, veut,
en conséquence, sa majesté, que sans s'arrêter aux
dispositions de l'arrêt de sa cour de parlement de Toulouse, du 27 septembre dernier, ni à tous autres pareils
qui auraient été rendus ou pourraient l'être à l'avenir,
les officiers municipaux ou syndics de paroisses ne
puissent assembler leur communauté autrement que
par les ordres des dits commandans en chef ou intendans : leur fait pareillement, sa majesté, très-expresses inhibitions et défenses de reconnaître, pour le dit
service, aucune autre autorité.

Art. 2. Les arrêts du conseil d'état du roi, des 18 décembre 1774 et 30 janvier dernier, seront exécutés selon leur forme et teneur, concernant l'assommement des bestiaux dans les lieux où il sera ordonné, conformément aux instructions qui seront adressées par le roi aux dits commandans et intendans, et aux ordres qu'ils donneront en conséquence.

Art. 3. Dans tous les lieux dans lesquels l'assommement des animaux malades aura été ordonné en vertu de la dite autorité, seront tenus, tous propriétaires de bestiaux, de dénoncer ceux qui seront tombés malades dans les 24 heures, du moment où les premiers symptômes se seront manifestés, sous peine de 500 livres d'amende ; et il sera fait, par les troupes, des visites et perquisitions dans toutes les étables, écuries, granges et autres bâtimens, à l'effet de découvrir les contraventions.

Art. 4. Les animaux qui auront été dénoncés seront visités par experts ; et, dans le cas où ils auraient été reconnus attaqués de la maladie épizootique, ils seront sur-le-champ assommés et enterrés, conformément aux arrêts du conseil rendus et aux instructions imprimées et publiées sur cet objet, sans que les propriétaires puissent les conserver, sous le prétexte de les faire traiter par des méthodes dont l'expérience a démontré l'illusion, sans s'arrêter aux dispositions de l'arrêt du 2 septembre 1775, rendu par sa cour de parlement de Toulouse, qui parait autoriser le dit traitement, ni à tous autres arrêts rendus ou à rendre dont les dispositions seraient contraires à celles du présent arrêt.

Art. 5. Il sera payé, par les ordres de l'intendant et commissaire départi, à ceux dont les bestiaux auront été assommés, le tiers du prix des dits bestiaux, sur l'estimation qui en sera faite, conformément aux dispositions des arrêts du conseil d'état du roi des 18 décembre 1774 et 30 janvier 1775, dans le cas seulement où la déclaration en aura été faite par le propriétaire dans le temps prescrit par l'article précédent; dans le cas où la dite dénonciation n'aurait pas été faite, les dits propriétaires, outre l'amende à laquelle ils seront condamnés, seront privés de cette indemnité.

Art. 6. Dans le cas où la nécessité de conserver les provinces saines obligerait de faire passer les bestiaux sains ou malades d'un lieu dans un autre, il y sera procédé par les ordres du commandant en chef, ou de l'intendant et commissaire départi, et il sera pris, par le dit intendant, les mesures nécessaires pour en assurer le prix aux propriétaires, dans le cas où les dits animaux résisteraient à la contagion.

Art. 7. Fait, sa majesté, très-expresses inhibitions et défenses à tous propriétaires de bestiaux, de quelque qualité et condition qu'ils soient, de faire refus d'exécution ou de laisser exécuter les ordres du roi qui lui seront notifiés par les officiers et soldats, à peine de 500 livres d'amende; et dans le cas de rébellion, à peine d'être poursuivis extraordinairement, selon la rigueur des ordonnances.

Art. 8. Il est pareillement fait défense à tous propriétaires de bestiaux ou autres, de conduire d'un lieu à un autre ou de transporter des peaux ou des cuirs, ou autres matières capables de répandre la contagion, qu'ils ne soient porteurs de permission par écrit des officiers qui commanderont dans le lieu, ni de contrevenir à aucune des ordonnances qui seront données et publiées par les commandans ou intendans, sous peine de 500 livres d'amende, ou telle autre peine portée par les dites ordonnances.

Art. 9. Sa majesté attribue toute cour et juridiction, en dernier ressort, aux intendans et commissaires départis, pour prononcer les amendes qui seront encourues, même pour procéder extraordinairement contre ceux qui auront fait rébellion ; les autorisant, sa majesté, pour les affaires criminelles, à prendre avec eux le nombre de gradués requis par les ordonnances, et de nommer telles personnes capables, qu'ils jugeront à propos, pour remplir les fonctions de procureur du roi et de greffier ; les autorisant pareillement à subdéléguer pour rendre tous jugemens d'instruction, même de réglement à l'extraordinaire et autres, en se conformant, par eux, aux règles et ordonnances du royaume sur la matière criminelle, et notamment à celle de 1670 ; et sa majesté interdit à toutes ses cours, et autres juges, la connaissance des dits cas, ainsi que de ceux relatifs aux précautions ordonnées pour arrêter les progrès de la contagion. Enjoint, sa majesté, aux commandans dans les provinces, commandans et officiers de ses troupes, aux intendans et commissaires départis, aux officiers et cavaliers de maréchaussée, de tenir la main, chacun en droit soi, à l'exécution du présent arrêt, qui sera imprimé, lu, publié et affiché partout où besoin sera.

Fait au Conseil d'État du Roi, sa majesté y étant, tenu à Fontainebleau, le 1ᵉʳ novembre 1775.

Signé : DE LAMOIGNON.

ORDONNANCE DU ROI *du 1ᵉʳ novembre 1775, sur l'exécution des mesures ordonnées par sa majesté contre les progrès de la maladie épizootique dans les provinces qui en sont affligées.*

DE PAR LE ROI,

Il est ordonné à tous sujets du roi, de quelque qualité et conditions qu'ils soient, dans l'étendue des provinces de *Guyenne*, *Gascogne*, *Languedoc* et autres, ravagées par la maladie épizootique, de se conformer aux arrêts du conseil d'état du roi qui ont été publiés sur cet objet, et d'obéir à tous ordres et instructions qui seront donnés par le maréchal de Mouchy et le comte de Périgord, ou par ceux qu'ils en auront chargés en leur absence, chacun dans l'étendue de leur commandement. Il est ordonné à tous les maires, lieutenans de maires, jurats, échevins et autres officiers municipaux, de se conformer aux ordres qui leur seront donnés par les dits commandans ou par les intendans et commissaires départis en cette partie, aucuns autres ordres.

Les troupes du roi feront dans les métairies, étables, écuries, granges et autres lieux où les bestiaux pourraient être renfermés , toutes visites et perquisitions qui seront jugées nécessaires , ainsi qu'il leur sera ordonné par les commandants en chef ou officiers, qu'ils en auront chargés. Il est fait défenses à toutes personnes , de quelque qualité et conditions qu'elles soient , de leur faire refus ou de les troubler , à peine de 500 livres d'amende.

Il est expressément ordonné à tous officiers, sol dats, cavaliers ou dragons, de rendre compte des contraventions et d'emprisonner ceux qui feront résistance , pour, les dits contrevenans, être jugés par l'intendant sur les cas dont ils seront coupables.

Il est ordonné aux troupes d'employer la force , en cas de résistance; et ceux qui auront fait résistance seront jugés, suivant la rigueur des ordonnances , par l'intendant et commissaire départi , conformément à l'arrêt du conseil d'état du roi de ce jour.

Il est expressément défendu à tous les sujets du roi de conduire aucuns bestiaux d'un lieu à un autre , ou de transporter aucuns cuirs, peaux ou autres choses capables de porter la contagion, à moins qu'ils ne soient porteurs de permissions par écrit de l'officier qui commandera dans le lieu le plus proche de celui dont ils seront partis , et visées par les officiers dans les districts desquels ils passeront , sous peine de confiscation et de 500 livres d'amende; et, en cas de contravention, il est ordonné à tous officiers, soldats, cavaliers de maréchaussée et autres qui le rencontreront, de les arrêter et de les conduire devant le subdélégué le plus proche du lieu où ils auront été arrêtés, pour y fair droit.

Dans le cas où les commandans en chef ou les officiers chargés de leurs ordres jugeraient à propos de faire conduire les bestiaux sains et malades d'un lieu à un autre, conformément aux instructions données par le roi, ou à ce qu'ils jugeraient nécessaire dans la circonstance, les dits ordres seront exécutés, à peine de confiscation des bestiaux et de 500 livres d'amende en cas de refus, et d'être, les refusans, poursuivis extraordinairement devant l'intendant et commissaire départi, en cas de résistance et de rebellion.

Les dits commandans en chef pourront seuls, ainsi qu'il est d'usage, faire assembler les communautés, et leur faire prendre les armes, en cas de besoin, pour aider au service des troupes et leur prêter main forte pour l'exécution des ordres du roi.

La présente ordonnance sera imprimée, publiée et affichée partout où besoin sera, dans toute l'étendue des provinces où la maladie s'est manifestée, à ce que personne n'en ignore.

Fait à Fontainebleau, le 1ᵉʳ novembre 1775.

Signé : **LOUIS.**

Et plus bas : De Lamoignon.

ARRÊT du parlement du 23 décembre 1778, qui or-
donne que les moutons, brebis et agneaux qui seront
attaqués de maladie, seront séparés de ceux qui sont
sains ; fait défense à toutes personnes de les exposer
en vente dans les foires et marchés, et aux Bouchers
de les tuer et d'en débiter la viande.

La cour ordonne que, dans les lieux où il y aura
des moutons attaqués de la maladie du claveau, les
officiers, soit du roi, soit des sieurs hauts-justiciers,
auxquels la police appartient, chacun dans leur territoire, même les syndics des communautés, en cas
d'absence des dits officiers, seront tenus de prendre
des déclarations exactes des moutons, agneaux et brebis de chaque particulier, et de les faire visiter par
personnes à ce intelligentes, deux fois la semaine au
moins, le tout sans frais, pour connaître s'il n'y a point
de moutons, brebis et agneaux infectés de la maladie :
enjoint à tous ceux qui ont ou qui auront des brebis,
moutons ou agneaux malades, de les déclarer aussitôt
aux dits officiers, à peine de 100 livres d'amende contre chaque contrevenant, pour être les bêtes malades
séparées de celles qui seront saines et mises dans d'autres écuries, étables et lieux ; qu'en cas que le bétail
malade puisse être conduit au pâturage, il soit mis à la
garde d'un berger qui sera choisi par la communauté,
et qui ne pourra conduire le bétail que dans les cantons et lieux qui seront indiqués par les dits officiers,
à peine de punition corporelle, et de tous dommages et
ntérêts, dont la communauté demeurera responsable;
ait défenses à toutes personnes de conduire des mou-

tons , brebis et agneaux des bailliages et lieux où la
maladie du claveau est répandue , pour les vendre dans
d'autres bailliages et lieux: ordonne qu'il ne pourra être
vendu de moutons , brebis et agneaux , qu'après que
ceux qui les conduisent auront préalablement représenté aux juges des lieux où la vente en sera faite , un
certificat des officiers du lieu où les dits moutons , brebis et agneaux auront été amenés , portant qu'il n'y a
point de maladie du claveau dans le dit lieu sur le dit
bétail , ni à trois lieues au moins à la ronde ; lequel certificat sera visé par le dit juge , sans frais , le tout à
peine de 300 livres d'amende pour chaque contravention , même de confiscation des bestiaux , s'il y échet ;
fait pareillement défenses à toutes personnes , sous les
mêmes peines , d'exposer en vente dans les foires et
marchés , aucuns moutons , brebis et agneaux, même
aux bouchers , de tuer et débiter la viande des dits animaux qu'après qu'ils auront été vus et visités par personnes à ce intelligentes , nommées par les dits officiers,
et ce à l'égard des bestiaux qui seront exposés en vente
dans les foires et marchés , avant que les dits bestiaux
puissent être amenés dans le lieu de la foire ou du marché , pour savoir s'ils ne sont point infectés de la maladie du claveau , ou même suspects d'en être attaqués,
et être ceux qui se trouveront en cet état renvoyés sur-
le-champ dans les lieux d'où ils auront été amenés ;
que les moutons , brebis et agneaux qui seront jugés
sains , ne pourront être mêlés avec ceux de celui qui les
aura achetés , ni avec ceux des habitants des lieux où
ils seront vendus , qu'après en avoir été tenus suparés

au moins pendant huit jours, à peine de 100 livres d'amende pour chaque contravention : ordonne qu'aussitôt que les bêtes attaquées de la maladie du claveau seront mortes, les propriétaires et fermiers seront tenus de les enterrer avec leurs peaux dans des fosses de six pieds de profondeur, et de recouvrir exactement les fosses jusqu'au niveau du terrain : fait défenses à toutes personnes de jeter les dites bêtes mortes dans les rivières, ni de les exposer à la voirie, même de les enterrer dans les écuries, cours, jardins et ailleurs que hors l'enceinte des villes, bourgs et villages, à peine de 300 livres d'amende, et de tous dommages et intérêts : fait défenses à toutes personnes de tirer des fosses les dites bêtes sous quelque prétexte que ce puisse être, et aux tanneurs ou autres, d'en vendre ou acheter les peaux, à peine de 300 livres d'amende, même d'être poursuivis extraordinairement : ordonne que les jugemens qui seront rendus par les juges des lieux en conséquence du présent arrêt, et pour prévenir la mortalité du bétail, seront exécutés par provision, nonobstant toutes oppositions, appellatious et empêchemens quelconques et sans y préjudicier : ordonne que le présent arrêt sera imprimé, lu, publié et affiché partout où besoin sera.

Signé : ————

ARRÊT *du Consiel d'état du Roi, du 16 juillet* 1784 *pour prévenir les dangers des maladies des animaux, et particulièrement de la morve.*

Le roi étant informé des ravages qu'occasionnent sur les animaux, dans différentes provinces de son royaume, les maladies contagieuses dont ils ont attaqués, notamment celle de la morve ; et considérant que cette maladie, contre laquelle on n'a trouvé jusqu'à présen aucun remède curatif, se communique, se propage et se perpétue par toutes sortes de voies ; que l'écurie où un cheval atteint de la morve n'a fait que passer, les harnais et tout ce qui lui a servi, reçoivent et communiquent ce vice épidémique, qui ne tarde pas à se développer ; qu'une des causes principales de la contagion ne peut être attribuée qu'à la négligence et à un intérêt mal entendu des propriétaires, marchands de chevaux et bestiaux, qui, au lieu de déclarer le mal dès son principe, cherchent à le déguiser jusqu'à ce que les animaux qui en sont atteints soient absolument hors d'état de service ; que des écarisseurs et autres, après avoir acheté des chevaux et bêtes frappées du mal, sous prétexte de les guérir ou les abattre, en font un trafic funeste, même dans la vente des parties mortes. Sa majesté, jugeant nécessaire de réprimer des abus aussi contraire à l'agriculture et au commerce ; et voulant y parvenir : ouï le rapport etc.

ART. 1er Toutes personnes, de quelque qualité ou condition qu'elles soient, qui auront des chevaux et bestiaux atteints ou soupçonnés de la morve, ou de toute autre maladie contagieuse, telles que le charbon, a gale, la clavelée, le farcin et la rage, seront tenus à peine de 500 francs d'amende, d'en faire sur-le-champ la déclaration au maire, èchevins ou syndics des villes, bourgs et paroisses de leur résidence, pour être les dits chevaux et bestiaux vus et visités, sans délais, en la présence des dits ofûciers, par les experts vétérinaires les plus prochains, lesquels se transporteront à cet effet, dans les écuries, ètables et bergeries, pour reconnaître et constater exactement l'ètat des chevaux et animaux qui leur auront été déclarés.

Aиt. 2. Autorise, sa majesté, les sieurs intendans et commissaires départis dans les différentes paroisses du royaume, a nommer autant d'experts qu'ils le jugeront à propos pour les dites visites, choisis de préférence parmi les élèves des écoles vetérinaires; à leur dèfaut, parmi les maréchaux ou autres qui auront des certificats d'étude et de capacité du directeur de l'ècole vétérinaire, ou qui auront subi un examen sur les demandes qui leur seront faites en préseuce du dit sieur commissaire, par deux artistes vétérinaires du département.

Aиt. 3. Seront tenus les dits experts de prêter leur ministère toutes fois et quantes ils en seront requis par les officiers de maréchaussée, subdéléguès, officiers municipaux et syndics, pour examiner les chevaux et bestiaux suspects, comme aussi de se transporter à cet effet dans les marchés publics et dans les écuries des maîtres de postes, des entrepreneurs des messageries, ou roulages et loueurs de chevaux, même aussi dans

les écuries, étables et bergeries des particuliers, sur
les déclarations et dénonciations de mal contagieux
qui auraient été faites à leur égard, en se faisant toutefois, au dit cas, autoriser par le juge du lieu, et accompagner d'un officier municipal ou du syndic de la
paroisse. Fait défense, sa majesté, à toutes personnes
de refuser l'entrée de leurs écuries, étables et bergeries
aux dits experts ainsi assistés, et d'apporter aucun
obstacle à ce qu'il soit procédé, conformément à ce
que dessus, aux dites visites dont il sera dressé procès-verbal, lors duquel, en cas de difficultés, les
parties intéressées pourront faire tels dire et réquisitions qu'elles aviseront, et il y sera statué, provisoirement et sans aucun délai, par le juge qui aura autorisé la visite.

ART. 4. Défenses sont faites à tous maréchaux,
bergers et autres, de traiter aucun animal attaqué de
la maladie contagieuse et pestilentielle, sans en avoir
fait la déclaration aux officiers municipaux ou syndics
de leur résidence, lesquels en rendront compte sur-le-
champ au subdélégué, qui fera appliquer sans délai,
sur le front de la bête malade, un cachet en cire verte
portant ces mots : *animal suspect*, pour dès cet instant
être, les chevaux ou autres animaux qui auront été
ainsi marqués, conduits et enfermés dans des lieux séparés et isolés. Fait pareille défense, sa majesté, à
toutes personnes, de les laisser communiquer avec
d'autres animaux, ni de les laisser vaguer dans des pâturages commun ; le tout sous la même peine d'amende.

ART. 5. Les chevaux qui auront été attaqués de la

morve, et les autres bestiaux dont la maladie conta-
gierse aura été reconnue incurable par les experts,
seront abattus sans délai, ensuite ouverts par les dits
experts, lesquels appelleront à l'abattage et ouverture
des dits animaux uu officier municipal ou syndic, qui
en dressera procès-verbal pour être envoyé au dit sieur
commissaire départi, ou à son subdélégué ; et ce procès-verbal contiendra en détail le genre et le caractère
de la maladie de l'animal, et les précautions pour
éviter la contagion.

ART. 6. Les chevaux ou bestiaux morts et abattus
pour cause de morve ou de toute autre maladie contagieuse pestillentielle, seront enterrés (chairs et osse-
mens) dans des fosses de dix pieds de profondeur, qui
ne pourront être ouvertes plus près de cent toises de
toute habitation, et les peaux en seront tailladées. Les
écuries dans lesquelles auront séjourné des chevaux
morveux, ainsi que les étables et bergeries qui auront
servi anx animaux attaqués de maladiés contagieuses,
seront, à la diligence des officiers municipaux et experts, aérées et purifiées ; les dits lieux ne pourront
être habités par aucuns autres animaux, que lorsqu'ils
auront été purifiés, et qu'il se sera écoulé un temps
suffisant pour en ôter l'infection ; les équipages, harnais, colliers, seront brûlés et échaudés conformément
à ce qui sera prescrit par le procès-verbal d'abattage
qui aura été dressé, et dont sera laissé copie pour, par
les propriétaires ou autres, s'y conformer, ainsi qn'à
toutes les précautions qui auront été indiquées par les
experts, à l'effet d'eviter la contagion ; le tout sous la
même peine de 500 francs d'amende.

Art. 7. Fait, sa majesté, défense sous les mêmes peines, à tous marchands de chevaux et autres de détourner, sous quelque prétexte que ce soit, vendre ou exposer en vente dans les foires et marchés, ou partout ailleurs, des chevaux ou bestiaux atteints ou suspects de morve ou de maladies contagieuses; et aux hôtelleries, cabaretiers, laboureurs et autres, de recevoir, dans leurs écuries ou étables ordinaires, aucuns chevaux ou animaux soupçonnés de semblables maladies; auquel cas ils seront tenus d'en faire aussitôt la déclaration.

Art. 8. Autorise, sa majesté, les dits sieurs commissaires départis et leurs subdélégués à commettre dans les villes, bourgs et villages de leurs généralités, tel nombre d'écarrisseurs qui sera jugé nécessaire, lesquels seuls pourront faire l'enlèvement et écarrissage des animaux morts dans les arrondissements qui leur seront prescrits, auxquels il sera délivré sans frais, une commission par les dits sieurs intendans et subdélégués, sans qu'aucuns autres puissent s'immiscer dans l'écarrissage des chevaux et bestiaux, à peine de prison.

Art. 9. Les écarrisseurs ne pourront, sous peine d'être déchus de leur commission, d'amende ou de telle autre punition qu'il appartiendra, vendre et débiter ancune viande qui proviendra de chevaux ou animaux qui suivant l'article 5, auront été abattus pour être enterrés.

Art. 10. Autorise, sa majesté, toutes personnes à dénoncer les contraventions qui pourrant être faites

aux dispositions du présent arrêt ; et lorsqu'elles auront été bien et duement constatées , le tiers des amendes qui auront été prononcées et qui seront payables
sans déport, appartiendra au dénonciateur , auquel il
sera accordé , en outre , une récompense proportionnée au mérite de la dénonciation.

Art. 11. Seront tenus , les maires et les échevins
dans les villes, et les syndics dans les campagnes , d'informer, au premier avis qu'ils en auront, les intendans
et leurs subdélégués , des maladies contagieuses ou
épizootiques qui se manifesteront dans l'étendue de
leur arrondissement , à peine d'être personnellement
rendus responsables de tous dommages qui pourraient
résulter de leur négligence.

Art. 12. Tontes les amendes encourues aux termes
des articles ci-dessus seront payés sans déport, et les
contrevenants y seront contraints par toutes les voies
dûes et raisonnables , même par emprisonnement de
leurs personnes.

Art. 13. Et seront, les ordonnances, rendues par
la police du marché aux chevaux , et notamment celle
du 8 juillet 1763, exécutées en leur contenu.

Art. 14 et dernier. Ordonne sa majesté que , conformément aux attributions ci-devant données , tant
au sieur lieutenant général de police de la ville de Paris , qu'aux sieurs commissaires départis dans les provinces du royaume , chacun en droit soi , ils continuent
d'avoir, exclusivement à tous autres juges , la connaissance des contestations qui pourraient survenir sur
l'exécution du présent arrêt , ainsi que des précédens

.eglemens et ordonnances intervenues au même sujet, sauf l'appel au conseil ; leur enjoint, ainsi qu'aux maires, échevins et syndics de tenir la main à l'exécution du présent arrêt, et aux officiers et cavaliers de maréchaussée et tous autres, de prêter main forte et l'assistance nécessaires à cet effet.

Fait au conseil d'état du roi, etc., le 16 juillet 1784

Signé : ———

DÉCRET *de l'assemblée constituante du* 16 *octobre* 1791, *sur la police rurale (ou 6 octobre* 1791)*.*

Titre 1ᵉʳ, § 4, article 19. Aussitôt qu'un propriétaire aura un troupeau malade (bêtes à cornes, à laine ou porcs), il sera tenu d'en faire la déclaration à la municipalité : elle assignera sur le terrain de parcours ou de la vaine pâture, si l'un ou l'autre existe dans la paroisse, un espace où le troupeau malade pourra pâturer exclusivement, et le chemin qu'il devra parcourir pour se rendre aux pâturages. Si ce n'est point un pays de parcours ou de vaine pâture, le propriétaire sera tenu de ne point faire sortir de ses héritages son troupeau malade.

Titre II, article 13. Les bestiaux morts seront enfouts dans la journée, à quatre prieds de profondeur, par le propriétaire, et dans son terrain, ou voiturés à l'endroit désigné par la municipalité, pour y être également enfouis, sous peine, par le délinquant, de payer une amende d'une journée de travail et les frais de transport ou d'enfouissement.

Titre II, article 25. Un troupeau atteint de maladies contagieuses qui sera rencontré au pâturage sur les terres du parcours ou de la vaine pâture, autres que celles qui auront été désignées pour lui seul, pourra être saisi par les gardes champêtres, et même par toute personne; il sera ensuite mené au lieu de dépôt qui sera indiqué à cet effet par l'autorité municipale.

Le maître de ce troupeau sera condamné à une amende de la valeur d'une journée de travail par tête de bête à laine, etc., et à une amende triple par tête d'autre bétail. Il pourra en outre, suivant la gravité des circonstances, être responsable du dommage que son troupeau aurait occasionné, sans que cette responsabilité puisse s'étendre au delà des limites de la municipalité.

A plus forte raison, cette amende et cette responsabilité auront lieu si ce troupeau a été saisi sur les terres qui ne sont point sujettes au parcours ou à la vaine pâture.

Signé : ——

——

ORDONNANCE DU ROI *du 27 janvier 1815, contenant les mesures pour prévenir la contagion des maladies épizootiques.*

Louis, par la grâce de Dieu, Roi de France et de Navarre, à tous ceux qui ces présentes verront, salut :

Vu le rapport qui nous a été fait par notre ministre secrétaire d'état de l'intérieur, de l'épizootie désastreuse qui enlève journellement un grand nombre de bœufs ou de vaches, et qui paraît avoir été apportée

dans plusieurs parties du royaume, par les animaux
la suite des armées étrangères ;

Touché des pertes qui en résultent pour nos sujets,
nous nous sommes fait rendre compte des efforts de
l'administration dans cette circonstance, et nous avons
eu la satisfaction de reconnaître que rien n'avait été
négligé pour arrêter les progrès de ce fléau.

Voulant compléter les mesures prises précédemment, et donner à nos sujets, propriétaires et cultiva-
teurs, des preuves de notre vive sollicitude, en préve-
nant, autant qu'il est en nous, les suites funestes de
l'épizootie, et procurer des indemnités à ceux qui
auront éprouvé des dommages par l'exécution des
dispositions rigoureuses que commande l'intérêt général de l'état.

Nous avons ordonné et ordonnons ce qui suit :

Art. 1er Dans tous les lieux où a pénétré l'épizootie, et dans ceux où elle pénètrera dans la suite, les
préfets continueront de faire exécuter strictement les
dispositions des arrêts des 10 avril 1714, 24 mars
1745, 19 juillet 1746, 18 décembre 1774, 30 janvier 1775 et 16 juillet 1784 et de l'arrêté du direc-
toire exécutif du 27 messidor an 5, concernant les
épizooties.

Art. 2. Sur la demande des autorités administratives, les gardes nationales, la gendarmerie, les gardes
champêtres, et, au besoin, les troupes de ligne, seront employés pour assurer l'exécution des dispositions
rappelées et indiquées dans le précédent article, et notamment pour former des cordons et empêcher la com-

muuication des animaux suspects avec les animaux sains.

Art. 3. Dans les départemens où la maladie n'a pas encore pénétré, les préfets ordonneront la visite des étables aussi souvent qu'ils le jugeront utile; ils exerceront une surveillance active, et feront les dispositions nécessaires pour que l'on puisse exécuter sur-le-champ, et partout où besoin sera, tontes les mesures propres à arrêter les progrès de l'épizootie, si elle venait à se manifester.

Art. 4. A la première apparition de symptômes de contagion dans une commune, il y sera envoyé des vétérinaires chargés de visiter les bestiaux, et de reconnaître ceux qui doivent être abattus, aux termes des réglemens cités en l'article premier. L'abattage aura lieu sans délai, sur l'ordre des maires ou des commissaires délégués par le Préfet.

Art. 5. Il sera dressé des procès-verbaux à l'effet de constater le nombre, l'espèce et la valeur des animaux qui ont été ou qui seront abattus pour arrêter les progrès de la contagion; les extraits de ces procès-verbaux seront transmis par les préfets à notre directeur général de l'agriculture et du commeece, qui fera établir l'état des indemnités auxquelles les propriétaires de ces animaux auront droit, d'après les bases déterminées par les arrêts du conseil d'état des 18 décembre 1774 et 30 janvier 1775.

Art. 6. Nos ministres secrétaire d'état de l'intérieur et des finances se concerteront pour nous soumettre un projet de loi sur les moyens de pouvoir à ces indemnités ; ce projet sera présenté aux chambres à leur prochaine session.

Art. 7. Ils nous proposeront ultérieurement les mesures propres à assurer en tout temps des ressources suffisantes pour indemniser les propriétaires de bestiaux des pertes qu'ils éprouveront, soit par l'effet direct des épizooties contagieuses, soit par l'exécution des dispositions prescrites pour en arrêter les progrès.

Art. 8. Nos ministres secrétaires d'état de l'intérieur, des finances et de la guerre, seront chargés, chacun en ce qui le concerne, de l'exécution de la présente ordonnance.

Donné à Paris, au château des Tuileries, le 27 janvier 1815.

Signé : ————

———

On a vainement tenté d'établir que les réglemens n'étaient pas obligatoires et que les peines qu'ils prononcent n'étaient applicables que dans les temps et les pays où il régnait des maladies épizootiques ou contagieuses. La cour de cassation a fait justice de ce système, et la formellement proscrit, par arrêt de la section criminelle, du 18 novembre 1808, au rapport de M. Lacoste, en rejettant le pourvoi dirigé contre un arrêt de la cour de justice criminelle du département de la Gironde qui avait fait l'application de ces réglemens.

En terminant mon ouvrage je crois devoir répéter ici que le but constant de mes efforts a été de répandre, autant que possible, la loi du 20 mai 1838 sur les vices rédhibitoires et la durée de la garantie, et de tracer à l'autorité municipale la marche qu'elle doit suivre lorsqu'une maladie épizootique ou contagieuse se déclare dans une commune. Si Je suis parvenu à obtenir ce double résultat j'aurai travaillé utilement pour mon pays. Imbu de cette pensée et convaincu du bien que je puis faire, je livre avec toute confiance mon ouvrage à la publicité en m'adressant aux propriétaires, aux fermiers, etc. Seulement, peu versé dans l'art d'écrire, je sollicite, pour ce qui a rapport à la forme, l'indulgence des personnes éclairées et impartiales qui voudront bien y avoir recours; quand au fond, c'est-à-dire, pour ce qui concerne les maladies, sans notions dans cette science, j'ai puisé tous mes documens dans les divers livres de médecine vétérinaire que j'ai consultés et où j'ai eu le bonheur de rencontrer et de prendre pour guides de mon entreprise, MM. Chabert, Hurtrel d'Harboval, Tessier, Huzard père et fils, Guersent, Girard. Dupuis, Beugnot, Bernard, etc.

Puissent les divers documens que j'ai réunis me valoir, si non l'approbation des gens de l'art, du moins toute leur indulgence.

TABLE DES MATIÈRES.

PREMIÈRE PARTIE.

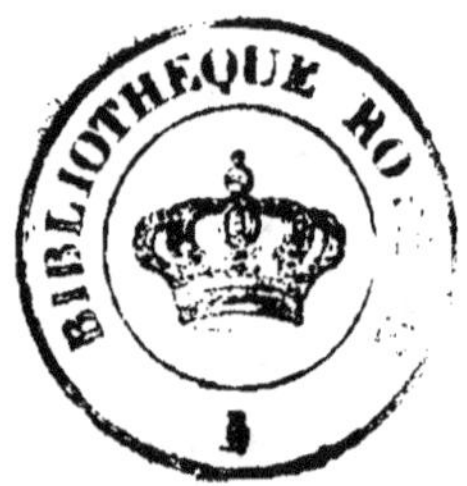